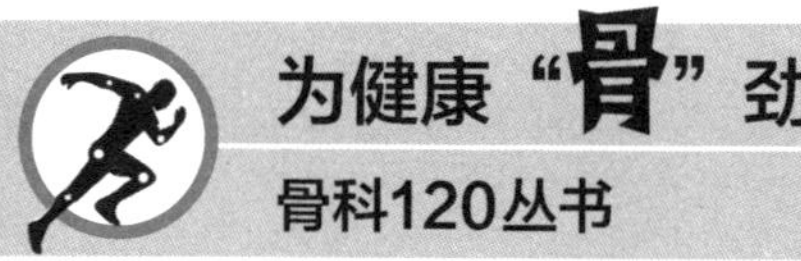

总顾问　刘昌胜　张英泽　戴尅戎

总主编　苏佳灿

骨关节炎120问

主编 ◎ 李扬　沈超　朱俊峰

上海大学出版社

图书在版编目(CIP)数据

骨关节炎 120 问 / 李扬，沈超，朱俊峰主编. 上海 ：上海大学出版社，2024. 7. --(为健康“骨”劲 / 苏佳灿总主编). -- ISBN 978-7-5671-5039-3

Ⅰ. R684. 3-44

中国国家版本馆 CIP 数据核字第 20247Z9411 号

责任编辑　陈　露

封面设计　缪炎栩

技术编辑　金　鑫　钱宇坤

为健康“骨”劲

骨关节炎 120 问

李　扬　沈　超　朱俊峰　主编

上海大学出版社出版发行

(上海市上大路 99 号　邮政编码 200444)

(https://www.shupress.cn　发行热线 021-66135112)

出版人　戴骏豪

*

南京展望文化发展有限公司排版

上海颛辉印刷厂有限公司印刷　　各地新华书店经销

开本 890mm×1240mm　1/32　印张 4.75　字数 95 千

2024 年 8 月第 1 版　2024 年 8 月第 1 次印刷

ISBN 978-7-5671-5039-3/R·78　定价　58.00 元

本书编委会

主　编　李　扬　沈　超　朱俊峰

编　委（按姓氏笔画排序）

王竹敏（上海交通大学医学院附属新华医院）
朱俊峰（上海交通大学医学院附属新华医院）
刘李娜（上海伯思立医疗美容门诊部）
李　扬（上海交通大学医学院附属新华医院）
李　涛（上海交通大学医学院附属新华医院）
肖　飞（上海交通大学医学院附属新华医院）
沈　超（上海交通大学医学院附属新华医院）
陈晓东（上海交通大学医学院附属新华医院）
胡明雪（常州源自在康复诊所）
崔一民（上海交通大学医学院附属新华医院）
彭建平（上海交通大学医学院附属新华医院）
韩修国（上海交通大学医学院附属新华医院）

序言

“岁寒，然后知松柏之后凋也。”意为一个人的节操与品行，只有在困境中才能显现。而我等从医者，正是立志守护人身之“松柏”——强健的骨骼。

骨为身之干，支撑起生命的屹立不倒。然世间疾病千奇百怪，骨疾尤为凶险。有如暗夜突袭的骨折创伤，似无声蚕食的骨质疏松，或如幽灵般游走的骨肿瘤……无不考验着骨科医者的智慧与经验。

本丛书以“强骨”为宗旨，撷取骨科领域精华，解答患者关切。自创伤骨科到关节外科，从脊柱到四肢，举凡骨科疑难疑点，图文并茂，一一道来。寓医理于浅言，蕴经验于问答。言简意赅却包罗万象，通俗晓畅而雅俗共赏。

本丛书共21个分册，涵盖骨科所有常见疾病，是目前国内最系统、最全面的骨科疾病科普系列丛书。从骨折、骨不连等常见创伤，到骨性关节炎、骨质疏松等慢性病，从关节镜微创技术到修复重建难题，从骨科护理常识到康复指导，可谓全方位、多角度、立体化地解答骨科常见疾病诊疗问题。120问的内容设计，聚焦读者最迫切的疑惑，直击骨科就诊最本质的需求，力求读者短时间内获取最实用的知识。这是一系列服务骨科医患共同的工具书,更是一座沟通医患的桥梁。

“岁月不居,时节如流。”随着人口老龄化加剧,骨科疾病频发。提高全民骨健康意识,普及骨科养生保健知识,已刻不容缓。我们坚信,树立正确观念,传播科学知识,能唤起公众对骨骼健康的关注,进而主动规避骨病风险。这正是本丛书的价值所在,亦是编写初衷。

让我们携手共筑健康之骨,守望生命之本,用“仁心仁术”抒写“岁寒不凋”的医者丰碑,用执着坚守诠释“松柏常青”的“仁爱仁医”。

“博观而约取,厚积而薄发”,愿本丛书成为广大读者的良师益友,为患者带去希望,为医者增添助力。让我们共同守护人体这座最宏伟的“建筑”,让健康的骨骼撑起每一个生命的风帆,乘风破浪,奋勇前行!

总主编 苏佳灿

2024年7月

前言

骨关节炎(osteoarthritis, OA),常被称为关节炎或关节退行性疾病,是一种累及关节的慢性疾病,主要表现为关节软骨的破坏。骨关节炎是老年人常见病,但也可能影响中年人甚至年轻人的运动功能,严重时会大大降低患者的生活质量。我深感荣幸能通过《骨关节炎120问》这本书与大家分享我作为一名骨关节外科医生的专业知识和实践经验。我的心愿是帮助每一位关注骨关节炎的读者理解和有效管理这一普遍存在却又常被误解的疾病。

首先,本书采取问答的形式,旨在直接回应公众最关切的疑虑。这120个问题是经过精心挑选和组织的,涵盖了关节炎的定义、起因、发展过程、预防方法、诊断技术、治疗方法、康复建议等多个方面。在这些问题的选择和解答中,我不仅综合了临床实践中患者们的真实困惑,还包含了科学研究中最新的发现和理论。

从骨关节炎的基本理论出发,我在书中深入探讨了疾病的发生机制和发展趋势。通过阐释其生物学和生理学原理,期望能够帮助大家更透彻地理解这一病理过程,从而在日常生活中能更科学地进行预防和自我管理。

在探讨了骨关节炎的科学原理之后,书中进一步给出了一系列的实用建议。如何在日常生活中通过合理的运动、饮食和生活方式来预防骨关节炎的发生呢？对于已经患有骨关节炎的个体，应该如何进行合适的治疗和康复呢？这些都是我希望通过本书给大家提供的帮助。

此外，我也关注到了骨关节炎患者在治疗和康复过程中所遇到的心理、社交和职业上的困扰。如何在患病的情况下保持一个积极的生活态度，如何与家人、朋友和同事有效沟通自己的需求和困难，这些也是本书希望解答的问题。

骨关节炎的治疗正在不断进步，新的治疗方法和技术不断涌现。本书也详细介绍了目前可用的各种治疗手段，包括药物治疗、物理治疗、手术治疗等，并探讨了它们的适用情况和效果优劣。我也分享了一些常见的医学误区和常识，帮助大家理智看待各类治疗方法，避免陷入不科学的治疗陷阱。

值得一提的是，我在书中也特别强调了患者与医生之间的沟通。如何与医生建立起良好的合作关系？如何更准确地表达自己的症状和需求？如何更深入地理解医生的建议和治疗方案？这些都是我希望本书能够帮助大家掌握的技能。

这本书是我的一份心意，希望它能够成为每位读者理解、预防和治疗骨关节炎的得力助手。我期待着通过这本书，能够帮助大家维护关节的健康，提高生活的品质，乐享美好的每一天。

李　扬

2024年5月

目录

第一篇 关于骨关节炎的基础知识

第二篇 骨关节炎的诊断之旅

第八篇 骨关节炎的研究新进展

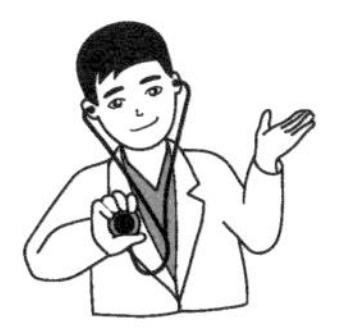

第一篇 关于骨关节炎的基础知识

1 关节是如何组成的？ 如何发挥功能？

关节使得骨骼之间可以相对移动，从而使我们能够进行各种各样的动作。关节的组成和功能相当复杂，这里简单向大家介绍如下。

(1) 关节结构

关节软骨：这是一个光滑的、有弹性的组织，覆盖在骨的表面，使得骨头之间可以平滑地滑动，而不会直接摩擦到彼此。关节软骨也有缓冲作用，帮助分散关节所承受的压力和冲击。

关节囊：这是一个包围关节的结构，由外部的纤维层和内部的滑膜层构成。关节囊的功能是保持关节的稳定性，同时产生滑液。

滑液：是由关节滑膜产生的黏稠液体。其主要功能是润滑关节，降低关节软骨之间的摩擦，并为关节软骨提供养分。

韧带：这是连接骨与骨之间的结构，由强而有弹性的纤维组织构成。韧带的作用是维持关节的稳定性，防止关节的异常活动和移位。

肌腱：连接肌肉和骨骼的纤维结构。它们使得肌肉的收缩能够带动骨骼的移动。

滑囊：这是一个小的液囊，通常位于韧带、肌腱和骨之间，其内部充满滑液。滑囊的主要功能是减少摩擦，保护周围结构。

(2) 关节功能

肢体活动：关节允许骨骼在多个方向上移动。例如，肘关节使我们能够屈曲和伸展前臂；肩关节则允许上臂进行抬起和旋转等多种动作。

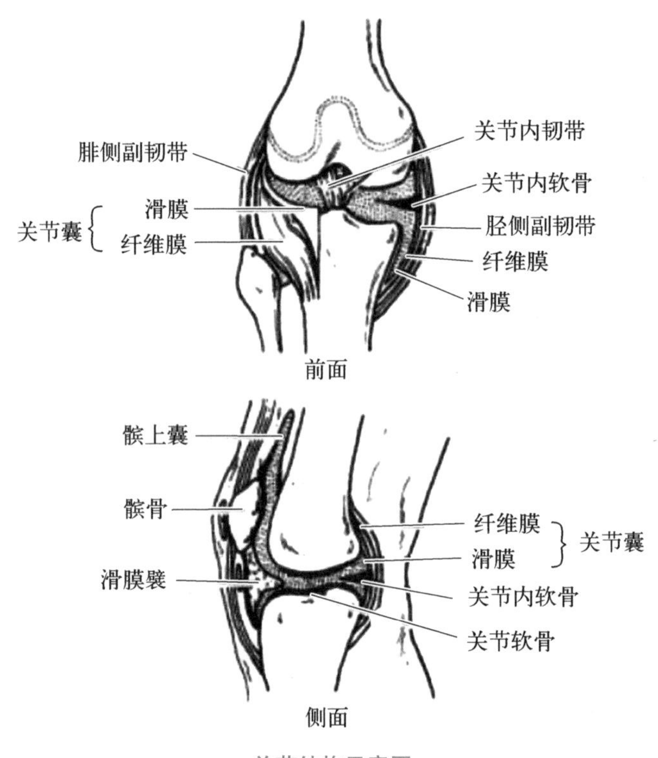

关节结构示意图

提供稳定性： 为身体提供必要的稳定性。例如，在站立时，膝关节和髋关节为身体提供稳固的支撑。

吸收冲击： 当行走、跑步或跳跃时，关节软骨和滑液帮助吸收和分散由此产生的冲击力，保护关节和骨骼不受伤害。

实例：想象一个简单的动作——抓取物体。当我们决定抓取一个物体时，大脑会发出命令，使手臂的肌肉收缩。这些肌肉通过肌腱与骨骼相连，因此骨骼会开始移动。这种移动是在手腕、肘部和肩部的关节中发生的。这些关节共同确保上肢和手精确、流畅地移动，使我们能够成功抓取物体。

总的来说，关节是一套复杂的系统，可在提供肢体灵活性的同时保持稳定性。

2 什么是骨关节炎？

骨关节炎（osteoarthritis，OA），也常被称为关节炎或关节退行性疾病，是一种累及关节的慢性疾病，主要表现为关节软骨的破坏。它是老年人常见的疾病，但也可能影响中年人甚至年轻人。

要了解骨关节炎，首先需要了解关节软骨的作用和结构。关节软骨是一种光滑、有弹性的组织，它覆盖在关节的骨端，起到缓冲和保护的作用，确保关节在运动时顺畅、无痛。它由细胞（软骨细胞）和基质（主要由水、胶原蛋白和蛋白多糖组成）构成。在健康的状态下，软骨细胞会不断地产生并替换这些基质。

骨关节炎的形成与关节软骨的磨损和损伤密切相关。当关节软骨受到过度压力、伤害或由于其他原因出现损伤时，软骨细胞可能无法及时修复这些损伤。随时间推移，这些损伤可能导致软骨变薄、断裂，甚至完全缺失。当软骨被磨损到一定程度，关节之间的骨头可能直接摩擦，导致疼痛、肿胀和功能受限。

除了软骨的损伤，骨关节炎还会影响关节周围的其他组织。例如，关节囊可能因炎症而肿胀，产生过多的关节液；关节边缘可能出现骨质增生和骨赘，即人们常说的骨刺；周围的肌肉和韧带可能由于长时间的不适和疼痛而变得紧张或萎缩。

3 骨关节炎有哪些主要类型？

骨关节炎可以分为多种类型，以下是骨关节炎的主要类型及其特点。

（1）骨性关节炎

描述：这是最常见的骨关节炎类型，主要影响中老年人。它通常发生在关节受到过度使用或受伤后。

病因：关节软骨磨损，导致骨头之间的缓冲作用消失。

常见部位：膝关节、髋关节、指间关节和脊柱。

实例：一位长期从事重体力劳动的工人，可能会因为膝关节的过度使用而患上骨性关节炎。

(2) 类风湿关节炎

描述：这是一种自身免疫性疾病，可导致全身多关节红肿、疼痛和僵硬。

病因：身体的免疫系统错误地攻击关节及软骨，导致关节炎性病变。

常见部位：指间关节、腕关节和膝关节。

实例：一位年轻女性，突然发现手指关节肿胀和疼痛，经过检查被诊断为类风湿关节炎。

(3) 痛风性关节炎

描述：由于高尿酸血症导致尿酸盐在关节中沉积。

病因：体内尿酸代谢障碍或排泄不足。

常见部位：首次发作常见足第一跖趾关节。

实例：一位喜欢烧烤和啤酒的中年男性，夜间突然发现足部关节剧烈疼痛，急诊化验检查后被确诊为痛风。

(4) 感染性关节炎

描述：细菌、病毒或真菌进入关节导致。

病因：关节或者身体其他部位的感染。

常见部位：任何关节都可能受到影响，但膝关节和髋关节较为常见。

实例：一位伤口曾受到感染的人，可能由于细菌通过血液传播到关节而导致感染性关节炎。

（5）创伤性关节炎

描述：有关节周围骨折病史的患者，受到损伤的关节可能发生创伤性关节炎。

病因：关节由于骨折受到的直接或间接损伤。

常见部位：骨折累及的关节（肩、膝、腕、髋、膝、踝关节等）。

实例：一位因车祸导致膝关节周围骨折的患者，即便手术复位固定后，仍可能由于受过关节损伤而发展为创伤性关节炎。

此外，还有一些其他的关节炎类型，如银屑病关节炎、天疱疮性关节炎等。不同类型的关节炎有其独特的治疗方法。对于骨关节炎的治疗，首先需要明确其类型，然后再根据具体情况制订治疗计划。

4 哪些因素可能导致骨关节炎？

骨关节炎的发生可能受到多种因素的影响。以下是一些可能导致骨关节炎的主要因素。

（1）年龄：年龄与骨关节炎的发生密切相关。随着年龄的增长，关节软骨的水分和弹性可能会减少，导致其更容易磨损，从而加速骨关节炎的进展。

（2）肥胖：超重或肥胖增加了关节（特别是髋、膝关节）的负担。每多增加 1 磅*体重，膝关节在行走时的负担就会增加 4 倍。此外，脂肪组织还会产生某些可能导致关节炎症的物质。

(3) 关节外伤史：过去的关节损伤，如运动伤害或事故，可能增加患骨关节炎的风险。例如，一位足球运动员在年轻时膝盖受伤，可能在中年时才开始出现骨关节炎的症状。

(4) 关节过度使用：某些职业或活动可能导致关节过度使用，从而增加患骨关节炎的风险。例如，重复性的蹲下和站起的动作可能会对膝关节产生额外的压力，如砌砖工人和园丁可能会面临更高的风险。

(5) 遗传：一些人可能遗传了更容易患骨关节炎的基因。如果你的家族中有多人患有骨关节炎，那么，你也可能有更高的患病风险。

(6) 骨关节发育不良或先天畸形：一些人出生时关节可能没有发育得很好(如发育性髋关节发育不良)，或者组成关节的骨骼形态可能不太规则甚至畸形，这可能会导致关节软骨在日常活动中更容易受到损伤。

(7) 其他疾病：一些疾病，如糖尿病和风湿性关节炎，可能增加患骨关节炎的风险。

(8) 代谢因素：矿物质沉积，如铁(血铁病)或钙(血尿酸病)可能会导致关节炎。

(9) 激素：长时间使用或大量使用某些激素，如皮质醇，可能

* 1 磅≈0.45 千克。

会导致关节软骨退化，进而导致骨关节炎。

（10）免疫因素：在某些情况下，身体的免疫系统可能会攻击关节组织，导致炎症和骨关节炎。

（11）性别：女性比男性更有可能患骨关节炎，尤其是经过更年期之后。

（12）关节负荷：某些活动和运动可能会增加关节的压力和磨损。例如，长时间跑步、频繁跳跃或搬运重物都可能增加关节的负荷。

为了预防骨关节炎，了解这些风险因素并采取适当的预防措施至关重要。

5 骨关节炎有哪些常见的症状？

不同类型的骨关节炎，其症状可能略有不同，但大多数具有一些共同的常见症状。

（1）关节疼痛：是多数骨关节炎患者的主要症状。

实例：一位长时间使用计算机的职员可能会经历手腕和手指关节的持续或间歇性疼痛。

（2）关节肿胀：某些类型的关节炎，特别是类风湿关节炎，可能引发明显的关节肿胀。

（3）关节僵硬：通常在清晨或长时间保持同一姿势后最为明显，关节僵硬可能严重影响日常活动。

实例：患者可能在早晨起床时感到关节僵硬，特别是在膝盖和髋关节。

(4) 活动受限：由于疼痛、肿胀和僵硬，关节的正常活动范围可能受到限制。

(5) 关节畸形：长期的炎症和软骨磨损可能最终导致关节结构的可见畸形和功能丧失。

实例：一个长期受到类风湿关节炎影响的患者可能发展出指关节的明显畸形。

(6) 关节异响：某些关节炎患者可能在活动关节时感到或听到“咔哒”或其他摩擦样声音。

(7) 红肿：关节区域可能红肿，皮温升高，这是由局部的炎症反应造成的。

(8) 疲劳：尤其在自身免疫性关节炎，如类风湿关节炎或系统性红斑狼疮(systemic lupus erythematosus，SLE)累及关节的患者中，全身疲劳是常见表现。

(9) 体重变化：长期的疼痛和移动受限可能影响食欲和活动水平，导致体重变化。

(10) 心理影响：长期的慢性疼痛和其他症状也可能对心理和精神健康造成影响，导致焦虑。

实例：由于持续的疼痛和活动能力下降，一个骨关节炎患者可能体验到焦虑或抑郁的感觉。

各种类型的骨关节炎可能具有不同的主导症状。例如，痛风通常表现为剧烈的疼痛，而类风湿关节炎可能表现为广泛的关节肿胀。理解这些症状有助于诊断，并为治疗提供方向。

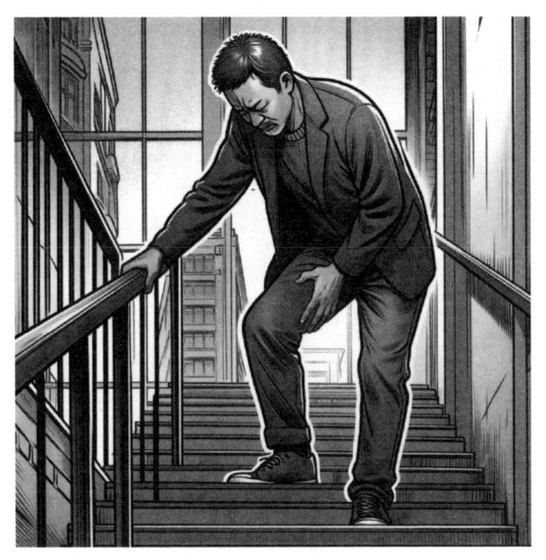

膝关节骨关节炎患者下楼时感到疼痛

6 骨关节炎的主要影响部位有哪些?

以下是几个主要受到骨关节炎影响的部位。

(1) 膝关节：膝关节是骨关节炎最常见的受影响部位之一。膝关节的退化通常表现为关节疼痛、行动不便、步态改变等。长期行走、站立或其他使用膝关节的活动可能会加剧这些症状。

实例：老年人常常因膝关节骨关节炎而使用拐杖或助行器来减轻关节承受的压力，并可能选择进行关节置换手术来恢复关节功能。

(2) 髋关节：髋关节是另一个常见的受影响部位。该部位的疼痛可能会影响到腰部、大腿及臀部，导致行走不便。

实例：髋关节炎的患者可能在起立或行走时感到痛苦，甚至在休息时也可能感到持续的疼痛。

(3) 肩关节：肩关节炎常常表现为肩部的疼痛和运动范围的限制。由于肩关节参与许多日常活动和运动，如抬手、穿衣、伸手取物等，肩关节骨关节炎可能严重影响生活质量和手臂功能。

实例：投掷运动员，如棒球和板球选手，由于重复的肩关节使用和压力，可能更容易患上肩关节骨关节炎。

(4) 肘关节：肘关节骨关节炎可能导致肘部的疼痛、肿胀和活动受限。这种情况可能对进行抓取、举起和其他上肢运动造成困难，从而影响日常活动和工作能力。

(5) 手指关节：手指关节的骨关节炎常在手指的末端和中间关节出现。手指骨关节炎的症状可能包括手指僵硬、疼痛和肿胀。

实例：一些长期进行手部重复运动（如打字、缝纫）的人可能更容易患上手指关节炎。

(6) 脊柱：脊柱也常常受到骨关节炎的侵害，尤其是颈椎和腰椎。这可能导致背部和颈部疼痛，并可能通过神经压迫产生进一步的并发症。

实例：久坐和不良坐姿可能是脊柱骨关节炎的风险因素。

(7) 脚踝和足部：踝关节和足趾关节也可能受到骨关节炎的

影响，第一跖趾关节是最常见的受影响部位。

实例：长期穿高跟鞋或不合适的鞋，可能增加足部关节骨关节炎的风险。

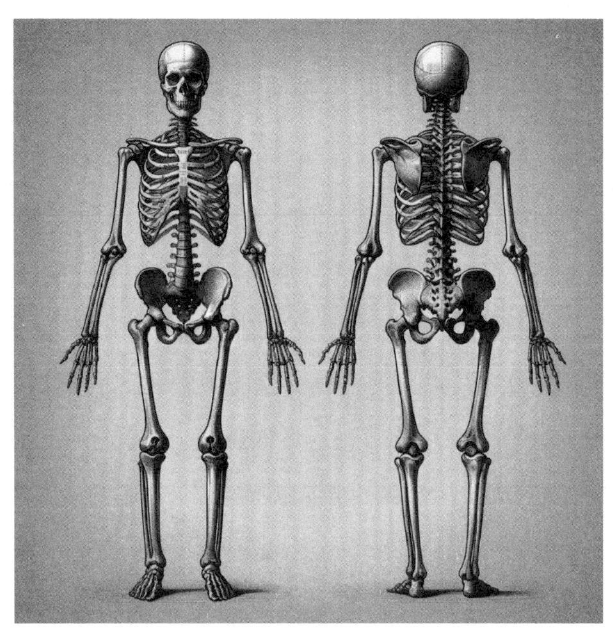

全身骨关节结构示意图

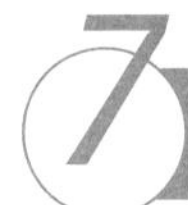

7 骨关节炎对生活质量有多大影响?

骨关节炎确实会在多个方面影响患者的生活质量。由于关节痛、肿胀和僵硬，患者可能会发现他们的日常活动受到了显著的限制。

(1) 体育活动：疼痛和关节活动受限可能使患者无法进行喜欢的体育运动。

(2) 工作能力：有些人可能会发现他们在工作中的表现受到骨关节炎的影响。

(3) 心理健康：长期的疼痛和生活质量的下降可能对心理健康产生影响,引发焦虑和抑郁等问题。

(4) 社交活动：骨关节炎可能影响患者参与社交活动的能力,从而影响社交互动和关系。

(5) 自我照顾：某些日常活动,如穿衣、洗澡或准备食物,可能由于关节炎变得更加困难。

(6) 睡眠质量：疼痛和不适可能干扰正常的睡眠,进一步影响健康和日常功能。

(7) 经济负担：因工作能力受骨关节炎影响而带来的隐性收入损失,以及治疗骨关节炎的直接费用,可能带来经济压力。

(8) 健身和体重管理：由于活动受限,体重管理和维持健康的生活方式也可能变得困难。

实例：张女士,一位42岁的职业女性,患有轻度到中度的髋关节炎。在过去的几年中,她发现自己在长途步行或久坐办公后,尤其是在一天的结束时,常常感到髋部疼痛和不适,这影响到了她的工作表现和她作为一个母亲的角色。她发现自己不能像过去那样与孩子们一起在外面玩耍,也不能参加一些社交活动,如徒步或骑自行车。这不仅影响了她的社交生活,也影响了她的心理健康。张女士发现自己在面对这些挑战时感到越来越孤立和沮丧。

每个人的体验是不同的，大多数骨关节炎患者在生活的某些方面会感受到挑战；需要通过有效的支持和正规的治疗，以最大程度地提高他们的生活质量。

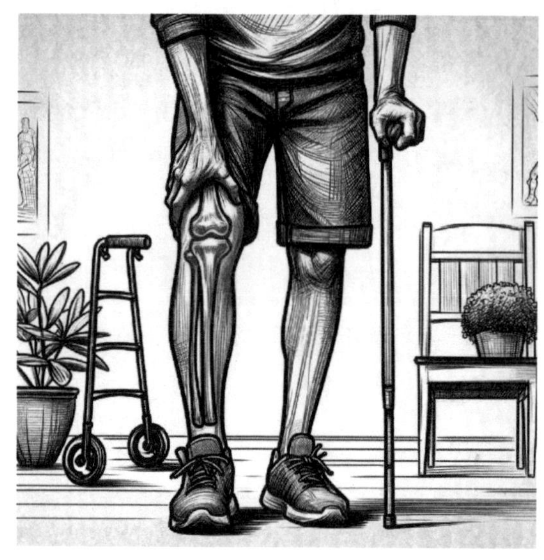

骨关节炎降低了人们的生活质量

8 为什么老年人容易得骨关节炎？

骨关节炎虽然可以在任何年龄出现，但老年人尤为容易受到影响。以下是老年人容易得骨关节炎的原因。

(1) 关节软骨退化：随着年龄的增长，关节软骨逐渐退化和磨损。关节软骨是一个没有血管的组织，其修复能力有限。多年使用关节软骨，特别是过度使用或受伤，可能导致软骨磨损。

（2）减少的关节液：随着年龄的增长，关节液的产生可能会减少。关节液为关节提供润滑，缓解冲击，并为软骨提供养分。关节液减少可能导致关节间的摩擦增加，从而加速软骨的磨损。

（3）骨密度的变化：老年人骨密度减小，这使得骨骼变得更加脆弱，容易受伤。这样的骨骼更容易受到微小的日常压力和伤害的影响，导致骨关节炎。

（4）生活方式和体重：老年人可能因为多年的不健康生活习惯，如长时间的体重超重，关节的压力增加，从而增加了患病的风险。

（5）肌肉力量减小：肌肉为关节提供支持。随着年龄的增长，肌肉可能会减少，导致关节承受更大的压力。

（6）其他疾病：一些疾病，如糖尿病或风湿性关节炎，可能增加老年人患骨关节炎的风险。

综上所述，多种因素可能使老年人更容易得骨关节炎。为了减少风险，保持健康的生活方式、避免受伤、及时治疗关节问题和定期医学检查都是非常重要的。

9 骨关节炎会遗传吗?

对于骨关节炎是否遗传，这是一个复杂的问题，涉及多个方面的因素。以下是关于这个问题的详细解答。

(1) 遗传因素的影响：骨关节炎确实有一定的遗传倾向。在多个研究中，已经发现了与骨关节炎相关的多个基因。例如，某些与软骨形成和修复相关的基因变异与骨关节炎的风险增加有关。

如果家族中有多名成员患有骨关节炎，那么其他家族成员的风险也可能会增加。事实上，家族史是骨关节炎风险评估中的一个重要因素。

(2) 骨关节炎与多因素的关系：尽管存在遗传倾向，但遗传只是骨关节炎发病的众多因素之一。环境因素、生活方式、关节损伤、年龄、体重和性别等都可能与骨关节炎的发病风险有关。

例如，一个家族中多人患有骨关节炎，但家族中的年轻一代如果保持了健康的体重、积极锻炼并避免关节损伤，可能会降低患病的风险。

实例：李先生的母亲和祖母都患有膝关节的骨关节炎。李先生在40岁左右开始感觉膝关节有些疼痛。尽管他的家族史可能增加了他患骨关节炎的风险，但他经常参与高冲击运动，如篮球和跑步，可能也是膝关节疼痛的一个重要因素。

另外，王女士的家族中没有骨关节炎的病史，但她的体重超重，经常需要站立和走路的工作使她的膝关节承受了额外的压力，因此她在50岁时被诊断出患有骨关节炎。

(3) 未来的研究方向：尽管已经发现了一些与骨关节炎相关的基因，但科研人员仍在努力寻找更多的遗传标记，并试图理解这些基因是如何与环境因素互动，从而导致骨关节炎的。

随着基因组学和分子生物学的进步，我们将有机会更好地理解骨关节炎的遗传因素，这将为未来的治疗和预防提供更多的策略。

综上所述，骨关节炎确实有遗传因素，但遗传并不是唯一的风险因素。骨关节炎的发病是多种因素综合作用的结果，包括遗传、环境和生活方式等。因此，了解自己的遗传风险和采取适当的预防措施都是非常重要的。

10 谁更容易得骨关节炎，男性还是女性?

性别是影响骨关节炎发病率的重要因素。那么，男性和女性中，谁更容易患骨关节炎呢?

(1) 女性与骨关节炎：多数研究都发现，相较于男性，女性更有可能患骨关节炎。尤其在进入更年期后，女性罹患膝和髋骨关节炎的风险显著增加。

以下是一些女性更容易患骨关节炎的可能原因。

激素变化：随着年龄的增长，女性体内的雌激素水平下降，这可能与关节软骨的退化有关。更年期后，随着雌激素的急剧下降，关节软骨可能更容易磨损。

生物力学：女性的膝关节结构与男性略有不同，这可能增加了她们患骨关节炎的风险。例如，女性膝关节的内翻形态更为普遍，使她们更易受伤，从而增加了患病风险。

体重与脂肪分布：女性体内的脂肪分布与男性不同，这可能对关节产生额外的压力。

遗传因素：某些遗传因素可能使女性更容易患骨关节炎。例如，某些与软骨生成和退化相关的基因可能在女性中更为活跃。

(2) 男性与骨关节炎：尽管女性更容易患骨关节炎，但这并不意味着男性就没有风险。实际上，某些类型的骨关节炎，如强直性脊柱炎，男性的发病率可能更高。

此外，与女性相比，男性更有可能从事重体力劳动和参与高风险的活动，这会增加他们患骨关节炎的风险。例如，一位长时间从事搬运工作的男性可能因长期的关节过度使用而更容易发展成骨关节炎。

总体来说，相较于男性，女性更有可能患有膝和髋骨关节炎。然而，男性在某些特定情境下也存在较高的风险。理解性别差异对于预防骨关节炎非常重要。尽管如此，相较性别差异，更重要的是采取适当的预防措施，如保持健康的体重、定期锻炼和避免关节受伤，以减少患骨关节炎的风险。

11 骨关节炎有哪些常见的误解？

关于骨关节炎，社会上确实存在着一些误解。这些普遍的误解可能导致患者延迟寻求适当的医疗帮助或依赖非科学的治疗方法。以下是一些关于骨关节炎的常见误解。

误解 1：只有老人才会得骨关节炎

事实：虽然骨关节炎的发病率确实随着年龄的增长而增加，但它可以在任何年龄段发生。青少年和年轻人也可能因运动受伤或遗传因素而发展出骨关节炎。

误解 2：骨关节炎是由天气变化引起的

事实：尽管一些人报告天气变化影响他们的症状，但科学研究尚未确定天气和骨关节炎痛感之间的直接关系。

误解 3：骨关节炎患者应该避免运动

事实：适量的运动实际上对骨关节炎患者有益。运动可以帮助维持关节的灵活性，增强周围的肌肉，支持关节并控制体重。

误解 4：骨关节炎不可避免

事实：通过保持健康的生活方式，如保持合适的体重、避免受伤和进行适量运动，可以显著降低发展骨关节炎的风险。

误解 5：骨关节炎不可治愈，因此也不用去治疗它

事实：虽然骨关节炎目前确实没有根治的方法，但是有多种管理方法可以缓解症状、提高生活质量并延缓疾病的进展。

误解 6：所有的骨关节炎都是一样的

事实：实际上，骨关节炎有多种类型，包括骨性关节炎和风湿性关节炎等，它们的成因、症状和治疗方法都有所不同。

这些误解可能阻碍患者获得准确的信息和适当的治疗。因此，普及科学的、正确的骨关节炎的知识是非常重要的。

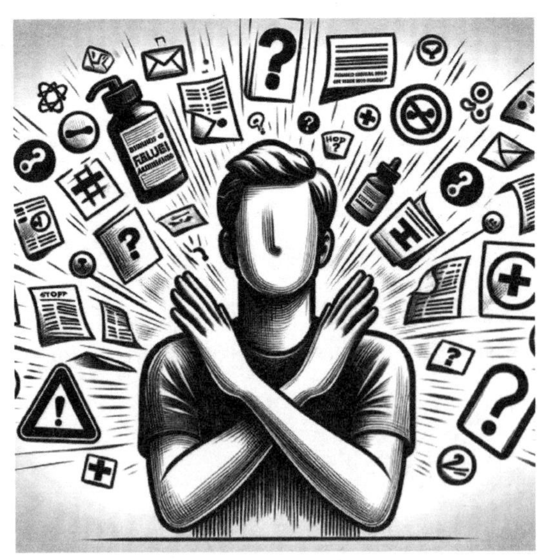

不要轻信虚假医疗宣传

12 骨关节炎可以彻底治愈吗?

骨关节炎是一种慢性疾病,到目前为止,临床实际还未找到可以彻底治愈的方法。一旦关节软骨磨损甚至缺损,无论是由于机械应力、炎症或其他原因,这种损害通常是不可逆的。尽管如此,这并不意味着患者不能改善症状或提高生活质量。

骨关节炎的治疗通常集中在改善症状(尤其是疼痛)和恢复关节功能两个方面。治疗策略主要包括如下。

(1) 药物治疗:使用非处方药物和/或处方药物来控制痛感和可能的炎症。

（2）物理治疗：在理疗医师或康复医师指导下，学习对关节友好的康复运动和提高肌肉力量的锻炼，以便提供关节足够的软组织稳定性，更好地支持和保护关节。

（3）生活方式调整：包括控制体重以减轻关节的负担，以及调整不良生活习惯以避免进一步的关节损伤。

（4）手术：在某些情况下，当关节损伤严重到影响日常生活或药物和物理治疗不能有效缓解症状时，可能需要手术治疗，包括关节镜手术、关节置换、关节矫形等术式，以改善关节功能和减轻疼痛。

（5）辅助设备：使用拐杖、手杖或其他辅助设备可以帮助减轻关节的压力，并提供关节更好的稳定性。

即便骨关节炎不能彻底治愈，这些方法仍可以显著改善患者的生活质量，并在很大程度上缓解症状。

13 骨刺、骨赘、骨质增生、骨关节炎都有什么区别?

骨刺是骨关节炎影像学改变的一种，是骨赘的俗称，是骨质增生出来的赘生物，如刺状。存在骨质增生多表明关节韧带存在不稳定的状况，是人体为了增加稳定性而自主产生的反应性增生，期望能达到一种“所谓的平衡”，是人体的自我代偿过程。但这种“初级的、原始的、不聪明的”代偿方式会改变关节的原始状态，会让“好关节”一步一步地偏离正常的平衡状态，将关节引入骨关节炎这一不可逆转的“深渊”。

骨关节炎是关节的劳损、退行性改变，可以出现骨质增生的情况，产生的结果就是骨赘（骨刺）。但骨关节炎的疼痛来源是多方面的，可以来自骨髓水肿韧带软组织挛缩、软骨磨损、滑膜增生等，也可能来自骨质增生产生的骨赘。

14 骨关节炎的发病率有城乡、区域差异吗？

（1）城乡差异方面：北京大学人民医院林剑浩教授团队研究发现，中国农村地区膝关节骨关节炎患病率明显高于城市地区，农村发病率是城市的8倍，这可能与城乡工作性质差异有关。农

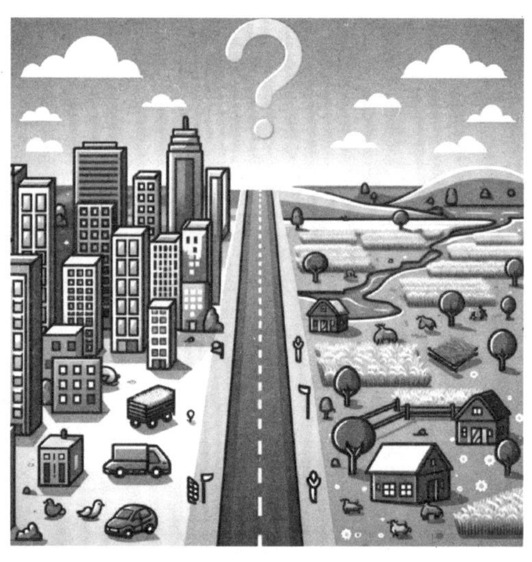

骨关节炎患者，城市多还是乡村多？

民多从事重体力劳动、蹲跪及上下坡比较多，会增加关节的负荷，面临的骨关节炎的危险因素明显多于城市人群，这些都会加速或加重骨关节炎的发生与进展。

(2) 区域差异方面：中国西南地区及西北地区膝关节骨关节炎发病率较高，分别达 13.7%和 10.8%，而华北地区和东部沿海地区相对较低(分别为 5.4%、5%)，这可能与地形、经济状态等因素有关。

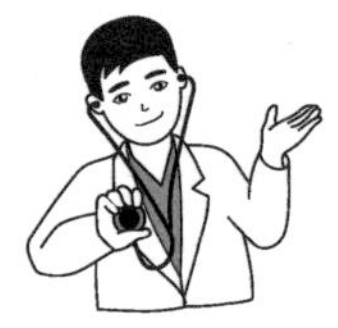

第二篇 骨关节炎的诊断之旅

15 怀疑得了骨关节炎，什么时候该看医生?

骨关节炎的早期诊断与管理对缓解症状和预防进一步关节损害至关重要。以下情况通常是向专业医生寻求建议和帮助的重要时机。

(1) 持续的关节痛：当你的关节持续疼痛超过几天到一周，且没有明显改善的迹象时，特别是如果这些疼痛开始影响到你的日常活动。

(2) 关节的红肿和炎症：如果关节区域出现持续的红肿、发热或其他炎症迹象。

(3) 活动受限：当你注意到自己在进行正常活动(如行走、抓握物品或上下楼梯)时遇到困难或疼痛时。

(4) 关节形状的变化：如果你注意到关节的形状或对称性有任何不寻常的变化，包括可见的肿胀或不自然的弯曲。

(5) 关节僵硬：如果你的关节在早晨起床时或在一段时间的静止后感到特别僵硬，并且这种情况不随时间减轻反而越来越严重。

（6）四肢疲劳和虚弱：如果你在没有明显诱因的情况下感到关节疲劳或肌肉酸软无力，特别是如果这些症状持续存在。

（7）陈旧性损伤的关节再次疼痛：如果你的关节在过去有受伤的历史，即便已经痊愈，但近期又反复出现疼痛、肿胀。

由于骨关节炎的进展通常较慢，你可能会觉得这些症状不需要立即关注。然而，早期介入和开始治疗计划的重要性不容忽视，因为这有助于降低疾病进展的速度，减轻症状和改善生活质量。当你注意到上述任何一种或多种症状时，及时就医，早诊断、早治疗，是正确的做法。

16 怎么确诊骨关节炎?

诊断骨关节炎通常涉及一个综合的临床评估，其目的是明确病因、分类、分级和确定最佳治疗方案。以下是诊断骨关节炎的常用步骤和检查。

（1）病史收集：医生会询问关于你的个人和家族病史，包括任何可能与关节痛相关的情况，以及症状的起始和进展情况。

（2）体格检查：医生会检查你的关节，注意关节的红肿、温度和形状，以及关节的活动度是否正常。

（3）实验室测试

血液检查：可以检测是否有某些类型的关节炎（如风湿性关节炎）相关的特定标记物。

关节液分析：在某些情况下，医生可能会穿刺关节腔抽取关节中的液体进行分析，以检查是否有感染或结晶。

（4）影像学检查

X线：可以显示关节的形态、关节间隙的狭窄、骨质增生、关节畸形，以及关节是否有其他结构上的问题。

MRI和CT：可为关节提供更详细的图像，特别是可以更明确地显示关节的软组织（包括韧带、肌腱、软骨、积液、坏死、肿瘤）和骨骼的细微结构。

（5）关节镜检查：通过微创切口在你的关节中置入小型摄像机镜头（关节内镜），医生可以直接查看关节内部的问题。这通常在体格检查和影像学检查无法提供足够诊断信息时进行，并提供关节内病变的最终诊断，还可同时在镜下进行相应治疗操作。

（6）生物化学和分子生物学测试：可以进行用于探索基因突变、特定蛋白质和其他与关节炎关联的分子标志物的实验室测试。

（7）组织活检：在某些情况下，可能需要通过手术获取关节组织样本进行进一步分析。

（8）功能性测试：测试你的关节功能，如活动度的范围、力量和耐力等。

需要注意的是，所有这些测试和检查不一定全部进行，医生会根据你的症状和体检结果来决定最恰当的检查方法。医生会综合评估这些测试结果来确定诊断和制定个性化的治疗方案。

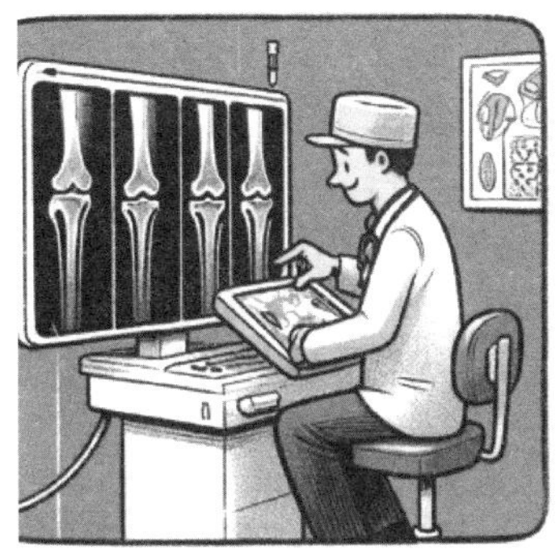
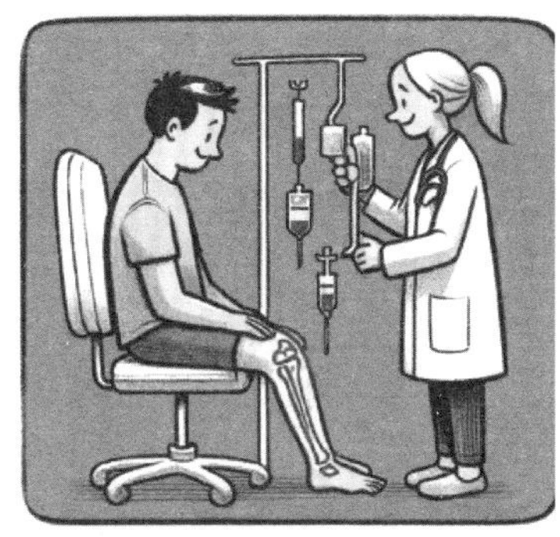
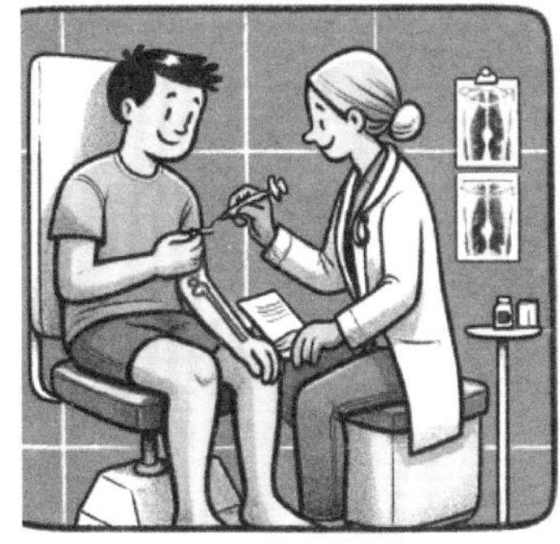
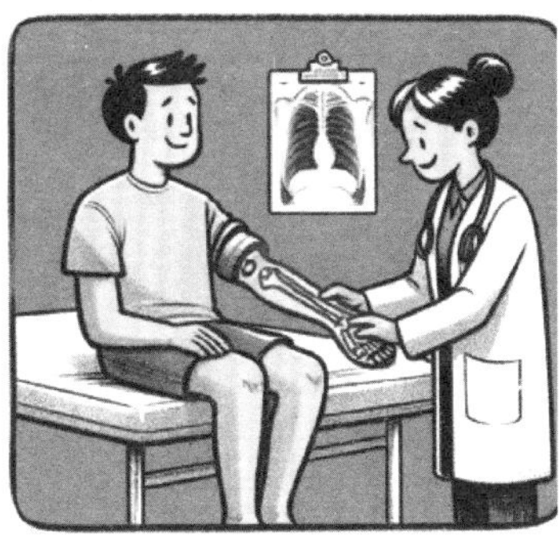

通过专业检查确诊骨关节炎

17 在骨关节炎的诊断和治疗中只有骨科医生就够了吗?

骨关节炎是一种涉及多个系统和多个领域的疾病，尤其是在诊断和治疗过程中。尽管骨科医生在骨关节炎的治疗中发挥着核心作用，但仅仅依靠骨科医生可能是不够的。

(1) 综合评估：骨关节炎可能涉及的不仅仅是关节。其病因和并发症可能与内分泌、神经系统、免疫系统等有关。因此，需要综合医生团队进行全面评估。例如，风湿性关节炎患者需要风湿科医生的诊断和治疗。

(2) 康复治疗：骨关节炎患者经常需要进行康复治疗以增强关节的稳定性、减轻疼痛和改善关节功能。康复医生或治疗师会设计一套个性化的康复方案，包括拉伸、强化和其他治疗手段。

(3) 心理支持：长期的关节疼痛和活动受限可能导致患者出现心理问题，如焦虑、抑郁和睡眠障碍。心理医生或心理治疗师可以提供必要的心理支持和咨询。

(4) 药物治疗：骨关节炎的药物治疗可能需要涉及多种药物，包括止痛药、非甾体抗炎药、生物制剂等。因此，除了骨科医生，还可能需要内科医生或风湿科医生的建议。

(5) 手术治疗：在骨关节炎的终末期，可能需要进行关节置换或其他手术。这需要骨科医生与麻醉师、手术团队和康复医生密切合作。

(6) 饮食与生活方式建议：骨关节炎的患者可能需要调整饮食和生活方式。营养师可以提供关于如何通过饮食减轻关节炎症状的建议。

(7) 并发症管理：骨关节炎可能伴随其他疾病，如心血管疾病、糖尿病等。这些并发症需要其他专科医生的诊断和治疗。

(8) 疼痛管理：对于某些难以控制的疼痛，可能需要疼痛科医生的帮助，采用封闭、射频等方式来达到疼痛的控制。

可以看出，在骨关节炎的诊断和治疗过程中，需要一个跨学科的医疗团队进行合作，从而可以确保患者获得全面、个性化和最优化的治疗。

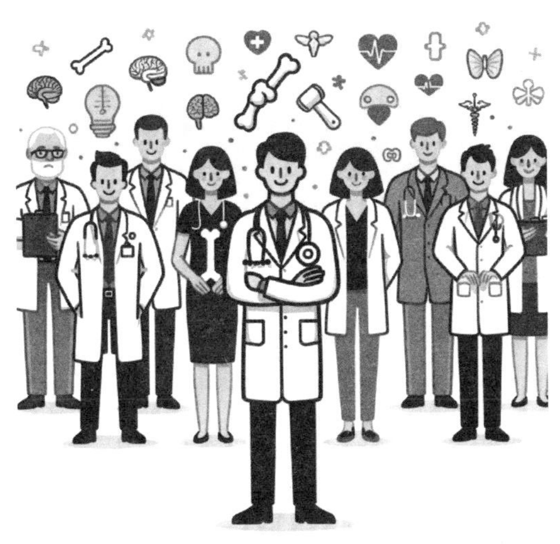

骨关节炎的诊治有时需要多学科共同合作

18 在骨关节炎的诊断过程中，患者能做些什么准备工作?

当患者准备进行骨关节炎的诊断时，可以采取一些步骤来确保得到尽可能多的信息，并帮助医生更准确地理解你的症状和病史。以下是患者在骨关节炎的诊断过程中可以尝试的准备工作。

（1）详细记录患者的症状

① 写下所有与患者的关节相关的症状，包括关节的痛感、肿胀、僵硬及这些症状发生的频率。

② 记录痛点位置：标记出哪些关节及部位受到了影响。

③ 症状的变化：症状在一天之中的变化情况，如是否在某些特定的活动后或在特定的时间（如早晨）变得更糟。

（2）整理你的医疗史

① 将患者过去的所有重要的医疗信息，包括曾经的手术、外伤、慢性病等整理出来。

② 记录患者当前和过去长期使用过的药物，特别是处方药。

（3）了解患者的家族病史：收集有关患者家族中其他成员是否有类似的关节问题或其他骨骼问题的信息。

（4）准备问题清单：写下患者想问医生的所有问题。例如，"我的症状是否表明我有骨关节炎""我需要进行哪些测试来确定诊断"等。

（5）生活方式和活动水平

① 记录患者的日常活动和体育锻炼习惯。

② 描述患者的工作类型特别是那些可能影响到关节的活动和习惯。

（6）带上一位亲友：如果可能的话，在求医时带上一位关系密切的朋友或家人。他们可能会补充医生提到的一些被你遗漏的信息。

骨关节炎诊断过程中患者应遵循的原则如下。

① 主动沟通：在访谈中，积极与医生沟通你的症状和感受。

② 询问：如果有不清楚的地方，不要害怕询问和要求更多的解释。

③ 诚实：患者在描述的症状和生活方式时要尽可能地诚实和准确。

通过充分的准备和参与，患者可以在自己的骨关节炎的诊断过程中发挥更加积极和有益的作用，这将有助于得到更精确的诊断和更有效的治疗方案。

19 骨关节炎如何分级？

骨关节炎的分级通常基于多种因素，包括症状的严重程度、关节的损伤程度，以及影像学检查的结果。尽管存在不同的分级体系，较常见且广泛接受的一种分级方式是主要基于放射学（如X线）表现的Kellgren－Lawrence（K－L）分级系统。这一分级系统主要用于髋关节和膝关节骨关节炎的分级，但也可用于其他关节。

Kellgren－Lawrence分级系统具体如下。

（1）0级（正常）

描述：没有明显的关节退化表现。

X线：无可见退行性改变。

（2）1级（可疑）

描述：疑似关节退化，但症状可能非常轻微或不存在。

X线：可疑的骨质硬化或轻微的关节间隙狭窄，但无明确的骨赘形成。

（3）2级（轻度）

描述：关节退化明显，可能伴有轻至中度的症状。

X线：明显的骨质硬化，关节间隙轻微狭窄，可能伴有轻微的骨赘形成。

(4) 3级(中度)

描述：更进一步的关节损伤，伴有中度到重度的症状。

X线：中度的关节间隙狭窄，多个中等大小的骨赘，可能有轻微的骨缺损。

(5) 4级(重度)

描述：严重的关节退化，伴有显著的症状和功能损害。

X线：严重的关节间隙狭窄、大的骨赘、显著的骨缺损和关节畸形。

实例：一患者因膝部疼痛和僵硬进行X线检查，影像显示关节间隙中度狭窄、骨质硬化，并可见一些中等大小的骨赘。根据K-L分级系统，这名患者可能被分类为3级(中度骨关节炎)。

需要注意的是，分级是帮助医生了解病情进展的一个工具，但每个患者的体验是不同的，症状的轻重并不一定与分级一致。有些人可能在X线上表现出较重的骨关节炎，但症状轻微；反之亦然。因此，在制定治疗和管理计划时，医生会综合患者的症状、功能状态和生活质量进行综合考虑。

20 工作单位组织的体检能早期发现骨关节炎吗?

工作单位组织的体检是否能早期发现骨关节炎，取决于体检的内容和深度。体检是为了预防和早期发现疾病而进行的一种健康评估手段，但其内容通常是固定的，主要关注一些常见的健康风险和问题。

（1）常规体检的内容：许多工作单位组织的常规体检主要包括血液和尿液检查、胸部 X 线、心电图、腹部超声等，这些检查主要是为了检测内脏功能和某些常见的健康风险。对于骨关节炎的早期筛查，这些常规检查可能不够敏感。

（2）关节检查：骨关节炎的早期诊断需要对关节进行专门的检查，这可能包括关节的物理检查、关节超声检查、MRI 或 X 线检查等；但在很多工作单位组织的常规体检中，并不包括这些专门的关节检查。

（3）体检的目的：工作单位组织的体检通常是为了评估员工的整体健康状况，而不是为了发现某一特定的疾病。因此，除非有特定的需求或风险，否则不太可能进行深入的关节检查。

（4）症状和体征：骨关节炎的早期可能没有明显的症状，但随着疾病的进展，可能会出现关节疼痛、肿胀或活动受限等症状。如果员工在体检时提到了这些症状，医生可能会进一步检查关节。

实例：张女士，45 岁，在一家大型企业工作。公司每年都为员工组织一次体检。在去年的体检中，张女士提到了最近膝关节有时会疼痛，尤其是爬楼梯时。医生对她的膝关节进行了详细的物理检查，并建议她做关节 X 线检查。X 线结果显示，她的膝关节软骨已经有轻微的磨损，这是骨关节炎的早期迹象。由于早期发现，张女士得以及时采取措施，如进行物理治疗、做一些低冲击的运动，以及调整饮食，来减缓骨关节炎的进展。

建议：如果员工有骨关节炎的风险因素，如家族史、关节受伤史、超重或肥胖等，建议在体检时向医生提及，并考虑进行更深入的关节检查。此外，对于那些经常进行重复性或高冲击活动的员工，如建筑工人、跑步爱好者或举重运动员，也应该定期进行关节检查，以早期发现和预防骨关节炎。

总之，工作单位组织的常规体检可能不足以早期发现骨关节炎，但通过与医生的沟通和根据个人的风险因素进行深入的关节检查，仍然可以有效地进行早期筛查和预防。

21 骨关节炎的早期预警信号有哪些?

骨关节炎的早期预警信号可能包括一系列与关节相关的不适和变化。值得注意的是，早期识别这些信号并及时寻求专业医疗建议，有助于制定适当的管理策略以减缓病症的进展。以下是一些骨关节炎的典型早预警信号。

(1) 关节疼痛：持续的或反复出现的关节疼痛，尤其在活动后或天气变化时出现，可能是早期的警告信号。关节疼痛往往在静息时减轻，并在活动后变得更加明显。

(2) 关节僵硬：特别是在清晨醒来或长时间不活动后，可能出现关节僵硬或活动范围变小。通常，这种僵硬在进行一些温和的活动后会有所缓解。

(3) 肿胀：关节区域可能出现肿胀，这可能是由于炎症或关节内的积液引起的。肿胀的关节通常伴有温热感。

（4）关节的响声：在移动关节时，可能出现“咔哒”声或摩擦声，这种感觉称为“摩擦异响”。有时是由于关节表面的不平滑造成的。

（5）活动受限：逐渐发现关节的活动范围开始减少，甚至影响到日常活动，如穿衣、走路或上下楼梯。

（6）关节周围软组织的改变：如手指关节附近可能形成软组织的肿块或出现其他畸形。

（7）疲劳：虽然这不是一个直接的关节症状，但一些关节炎患者经常在疾病早期感到疲劳和乏力感。

（8）体重不均衡或步态改变：由于关节疼痛或关节结构的改变，可能出现体重分配不均或步态改变。

骨关节炎的早期预警信号可能非常微妙，并且很容易被忽略或归咎于年龄或过度使用。但是，认识到这些信号并进行初步评估是非常重要的。关键在于，如果你注意到关节的持续变化或经常感到不适，尤其是如果这些症状持续几周或更长时间，那么请寻求专业的医学建议，这不仅能够帮助控制关节症状，而且还有可能及时减缓疾病的进展。

22 骨关节里的水有什么用？

正常情况下，人体关节腔内有少量液体，又叫关节液。关节腔内表面覆盖一层膜，叫滑膜，关节液就是由滑膜分泌并吸收的，这个过程处于一种动态平衡。

（1）润滑作用：在相互接触的软骨面之间起润滑作用，使两者之间的摩擦力下降，从而起到很好地保护关节面的物理作用。

（2）营养代谢作用：关节腔内有软骨或韧带、半月板等重要结构，这些结构和组织的大部分营养来自关节液，与此同时它们的代谢产物也可以通过关节液被带走并吸收，从而维持关节腔内的环境相对稳定。

23 关节里的积液从哪里来？

正常情况下，关节腔内的液体生成和吸收保持平衡，无论是生成增多还是吸收减少，任何破坏这种平衡的因素都可能导致关节腔积液增多。严格说，关节腔积液不是一种具体的疾病，而是一种症状，膝关节的很多疾病都可以引起关节腔积液。比较常见的原因包括以下两大类。

（1）关节外因素：风湿免疫系统疾病（如类风湿关节炎）往往病变累及关节，导致关节腔内的滑膜增生充血，使得关节液生成过多。另外，关节所在肢体的严重静脉回流障碍（如重度静脉曲张），也会导致关节液吸收减少而产生积液。

（2）关节内因素：关节内因素包括以下几种情况：① 关节内滑膜自身异常增生性疾病（如色素沉着绒毛结节性滑膜炎），大量滑膜增生可导致关节腔血性积液。② 关节内感染或关节内重要结构损伤，如化脓性关节炎、半月板损伤等也可导致关节腔积液。③ 关节附近的软组织肿瘤也可导致关节腔积液。

24 髋关节骨关节炎通常表现出什么样的症状？

髋关节骨关节炎是一种常见的关节炎类型，通常影响到髋关节的正常运动和功能。以下是这种病症的一些典型症状。

（1）髋部疼痛和刺痛：患者经常在髋部或大腿感到持续或阵发的疼痛。这种疼痛可能在活动时加剧，并在休息时减轻。

（2）髋关节僵硬：特别是在长时间坐立或一觉醒来时，患者可能会感到髋关节的僵硬和不适。

（3）髋关节运动受限：髋关节的灵活度减小，使得活动和行走变得困难。患者可能发现他们不能进行一些日常活动，如跷二郎腿。

（4）髋部弹响：在关节活动时，如走路或移动时，髋部可能会产生“咔哒”声或摩擦声。

（5）髋关节肿胀：虽然不太常见，但某些情况下，髋关节周围可能出现轻微的肿胀或炎症。

（6）步态改变：由于疼痛和运动受限，患者可能改变步行的方式来减轻关节的压力，这可能导致不正常的步态甚至跛行。

（7）髋部力量减弱：患者可能会发现患侧的肌肉力量减弱，

尤其是进行站立或侧抬腿动作时。

25 髋关节骨关节炎的主要诱因和风险因素有哪些?

髋关节骨关节炎可能由多种因素引发,一些关键的诱因和风险因素包括如下。

(1) 年龄:老年人较年轻人更容易患上髋关节骨关节炎,因为关节在多年的使用后容易发生退化。

(2) 遗传因素:如果家族中有其他成员患有髋关节骨关节炎,可能增加家族内成员的患病风险。

(3) 性别:女性比男性患髋关节炎的发病率高。

(4) 肥胖:超重或肥胖会给关节,尤其是髋关节带来额外的压力,从而增加患骨关节炎的风险。

(5) 髋关节既往创伤或手术史:既往的关节创伤(股骨颈骨折、股骨转子间骨折等)或手术可能增加患髋关节骨关节炎的风险。

(6) 职业因素:一些职业可能因为过度使用或重复性的活动(如经常提重物或长时间站立)而给髋关节带来额外的压力。

(7) 运动:虽然适量的运动对关节是有益的,但过度或高强度的运动(尤其是一些对髋关节冲击较大的运动,如网球)可能增加患病的风险。

(8) 其他疾病:某些疾病,如糖尿病或类风湿关节炎、发育性髋关节发育不良、股骨头骨骺炎往往容易继发髋关节骨性关节炎。

每个个体的风险因素可能不同,可能有一个或多个因素共同导致髋关节骨关节炎的发展。理解这些风险因素有助于提前采取预防措施,并在必要时进行生活方式的调整,以降低髋关节骨性关节炎发展的风险。

26 髋关节骨关节炎的诊断通常包括哪些步骤和检查?

诊断髋关节骨关节炎通常涉及一个综合性的过程,包括病史收集、体格检查和影像学检查等。

(1) 病史收集:首先,医生会收集患者的详细医疗病史,包括患者的症状(如疼痛的程度和位置)、疼痛的持续时间、先前或现有的伤害或手术、家族病史、职业、体育活动和生活习惯等。

(2) 体格检查:医生将进行体格检查,评估关节的灵活性、稳定性和力量。这可能包括让患者进行一系列的髋关节运动,以评估关节功能和查找可能导致疼痛的特定活动或运动。

(3) 影像学检查

X线检查:是检测髋关节骨关节炎最常用的图像学方法。X线能够揭示关节空间的变窄(通常是软骨减少的标志)、骨赘的存在等。值得注意的是,髋关节检查通常需要进行站立位摄片,以获得负重时髋关节的真实关节形态、角度和关节间隙,提高诊断准确性。

MRI：MRI 提供的图像比 X 线更详细，并且能够显示软组织，包括肌肉、韧带、软骨、盂唇、肌腱、血管等。必要时还可进行单髋核磁成像，获得更全面的信息。

超声检查：在某些情况下，可能还会使用超声检查，它可以帮助查看髋关节周围的软组织结构，并可在超声引导下进行髋关节腔穿刺，同时进行诊断性封闭，以明确病变部位。

(4) 实验室测试：虽然实验室测试通常不是诊断骨关节炎的主要方法，但在某些情况下，医生可能会要求进行血液测试或关节液分析，以排除其他可能的关节问题（如感染或炎症性关节病）。

总体来说，通过综合运用这些检查和评估方法，医生能够得出关于髋关节骨关节炎的确诊，并制定出相应的治疗策略。

27 如何区分髋关节骨关节炎和其他类型的髋部疼痛？

区分髋关节骨关节炎与其他类型的髋部疼痛通常取决于症状的特征、体格检查的结果和影像学检查。了解各种症状和它们的特点是至关重要的，因为髋部疼痛可能由多种原因引起，每种原因可能需要不同的处理方法。

(1) 髋关节骨关节炎的典型症状

① 逐渐加重的关节疼痛，通常在活动后变得更糟。

② 活动受限，如走路或爬楼梯。

③ 关节僵硬，尤其是在清晨或较长时间不动后。

④ 在关节周围可能出现的温度升高和轻微的红肿。

（2）髋部其他常见的疼痛原因

① 髋筋膜炎（髂胫束挛缩）：通常表现为髋部外侧的疼痛，并且通常在跑步或长时间行走后加重。

② 坐骨神经痛：可能会引起从髋部到腿部的尖锐的刺痛。

③ 髋部韧带撕裂：通常伴随着突发的锐痛和在某些运动（如变向运动）时症状的恶化。

④ 髋部滑囊炎：通常症状表现为髋部侧面的疼痛，并且在晚上睡觉或长时间站立后变得更糟。

⑤ 腰椎间盘突出：由于腰椎间盘突出压迫神经根，导致髋部疼痛甚至间歇性跛行。

对患者而言，区分上述髋痛原因是不容易的，需要在专业医生协助下区分髋关节骨关节炎和其他类型的髋部疼痛。医生可能会利用一系列的体格检查和诊断工具来确保准确的诊断和适当的治疗计划。

28 股骨头坏死和骨关节炎有什么关系?

股骨头坏死是股骨头因血供中断，导致该部位骨细胞死亡，引起股骨头结构塌陷，影响髓关节功能的疾病。股骨头坏死好发于

30～50 岁的中青年，多为双侧发病，亚洲人为高发人群。据估计，我国每年股骨头坏死病例新增 5 万～10 万，发病率居世界首位。

股骨头坏死的发病原因有很多种，比较复杂，有单一因素，也有复合因素，主要包括创伤性因素（如股骨颈骨折）和非创伤性因素（如激素、酒精、血液系统疾病）。在我国，股骨头坏死的最常见病因为激素和酒精，占临床非创伤性股骨头坏死的 90％以上。

患者一旦发生股骨头坏死，随着病情的发展，股骨头出现囊变、塌陷，影响到股骨头表面的软骨，继发关节软骨退行性变和骨赘形成，遗留痛性骨关节炎而致髋关节功能丧失。总之，股骨头坏死病变源于股骨头，病情进展后影响软骨，最终可发展为严重的骨关节炎，甚至需要进行关节置换手术治疗。

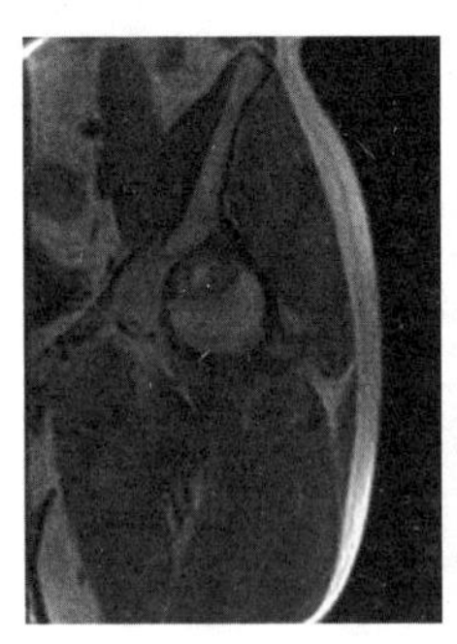
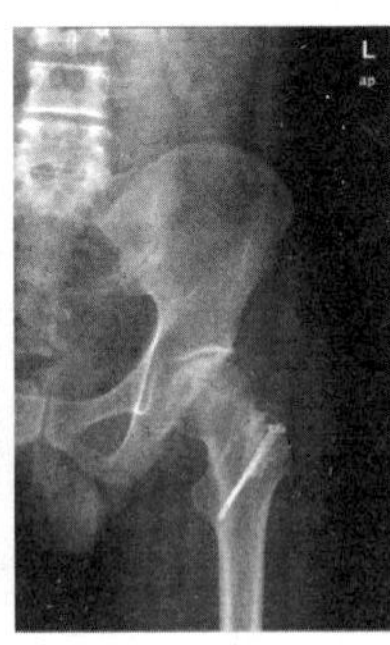

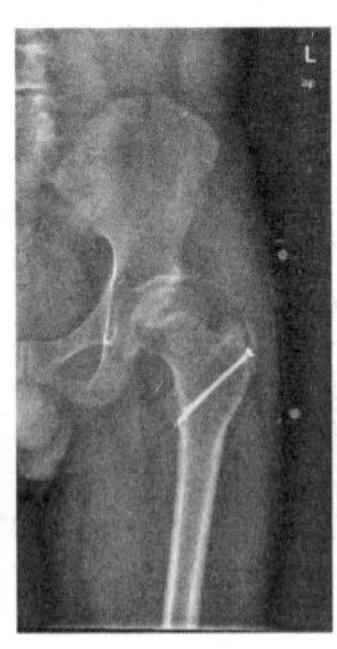

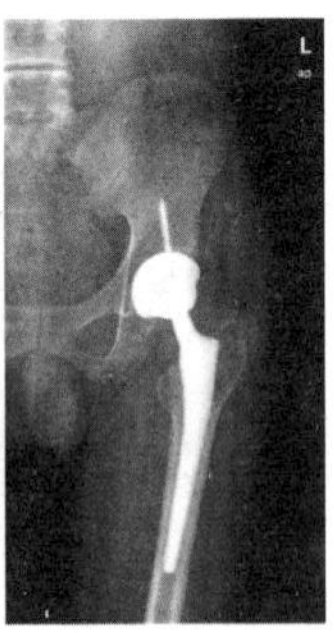

股骨头坏死患者，终末期行关节置换治疗

29 髋关节发育不良和骨关节炎有什么关系？

髋关节发育不良是指由于髋臼发育缺陷造成髋臼对股骨头

的覆盖不良，头臼吻合差，导致长期生物力学的异常集中而逐渐出现股骨头半脱位，负重区软骨退变，如不及时矫治，可在中年或青少年时期即引起严重的继发性骨关节炎。

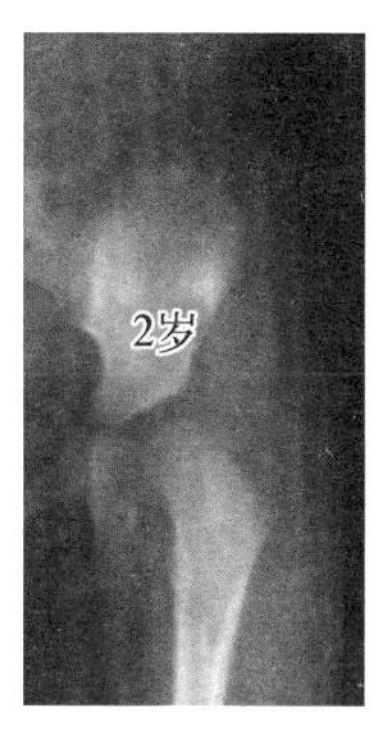

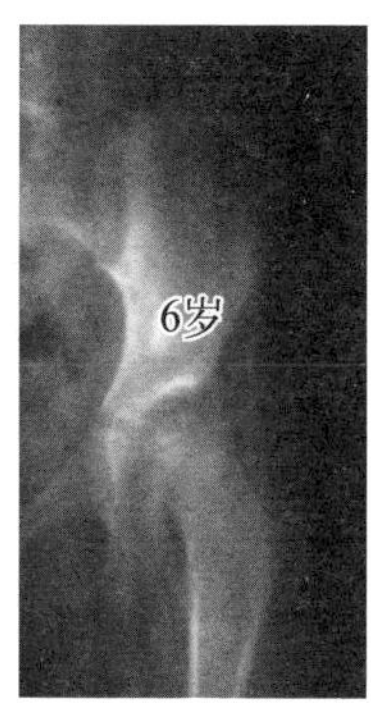

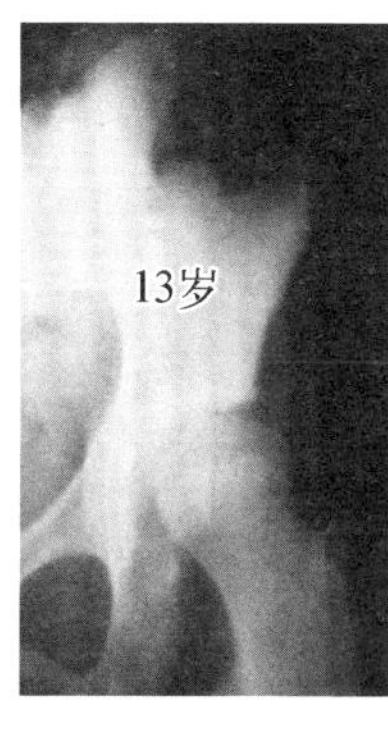

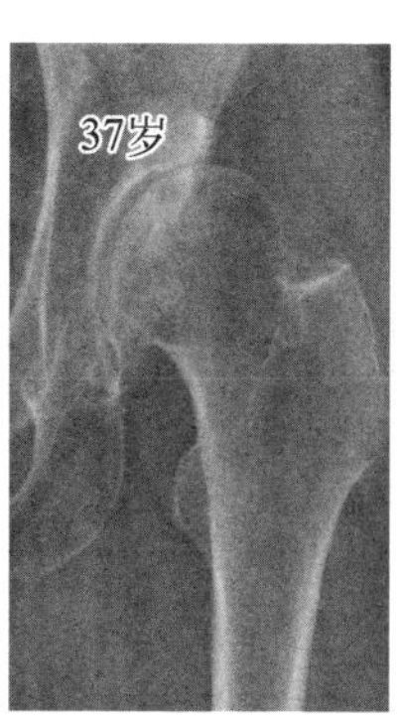

髋发育不良进展至骨关节炎的过程

30 膝关节骨关节炎的典型症状和体征是什么？

膝关节骨关节炎是一种渐进性疾病，影响膝关节的结构和功能。以下是膝关节骨关节炎的一些常见症状和体征。

（1）疼痛：患者通常会在活动期间（如行走或爬楼梯）或在天气变化时感到膝关节的疼痛。

（2）僵硬感：特别是在一段时间的静止（如早晨起床或长时间坐着）后，患者可能会感到膝关节僵硬。

（3）肿胀：由于关节炎症或积液，膝关节可能会肿胀。

（4）运动受限：膝关节的活动范围可能受到限制，影响正常活动和行走。

(5) 关节异响：活动膝关节时可能会出现"咔哒"声或摩擦感。

(6) 关节变形：随着时间的推移，关节可能逐渐变形。

(7) 关节不稳：膝关节可能感觉不稳定，有时可能会出现"打软腿""绞索感"或"卡顿感"，特别是在上下楼梯的时候。

膝关节骨关节炎的症状个体差异很大，有些人可能会经历持续加重的疼痛，而有些人的症状可能是间歇出现的。一些患者可能在没有显著症状的情况下也表现出关节明显退行性变化的X线征象；而另一些人则可能在严重的X线检查结果时仅仅表现出轻微的症状。

31 踝关节也会得骨关节炎?

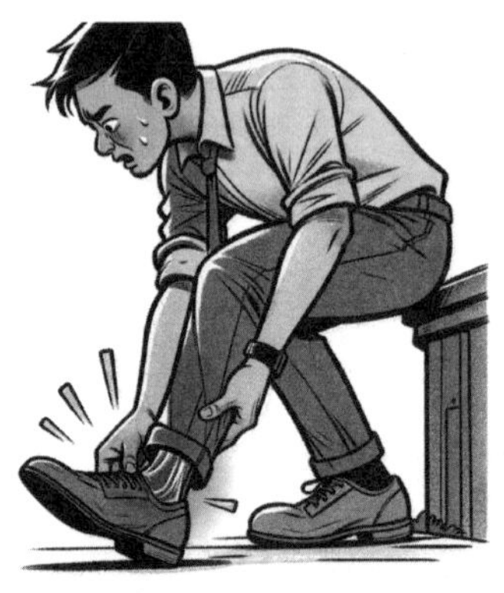

换鞋的时候觉得脚踝酸痛

踝关节就是人们通常说的脚脖子、脚腕，是由胫骨下关节面、内踝关节面、腓骨外踝的外踝关节面和距骨的上面及内外踝关节面构成的滑车关节。人体之所以能完成走动、跑、跳等动作，就是因为组成踝关节的每一个"零件"都处在正常的工作状态。

踝骨关节炎与膝骨关节炎的发病明显不同，踝骨关节炎通常由陈旧性伤害（如脱臼或骨折）引起，又称为“创伤后”关节炎。此外，还有类风湿关节炎等自身免疫性疾病也可引起踝骨关节炎。膝骨关节炎则多以原发性退行性骨关节炎为主。

踝骨关节炎的常见症状，主要是患者活动时脚踝会有疼痛，疼痛会随着活动量增多而加剧，乃至活动受限，如下蹲困难，还可能伴有踝关节肿胀。

32 肩关节骨关节炎通常表现为哪些症状和体征？

肩关节骨关节炎，也被称为肩关节炎，以下是一些典型的症状和体征。

（1）肩部疼痛：患者活动和休息时可感受到肩部疼痛。疼痛可能会在夜间加剧，尤其是当患者侧卧时。

（2）肩部僵硬：肩部的活动可能受到明显限制，出现所谓的“冻结肩”。患者可能会发现抬起或移动手臂变得困难。

（3）肩关节异响：在移动肩部时可能会听到“咔哒”声，这通常是由于肩关节的表面变得粗糙所引起的。

（4）肿胀和炎症：肩部可能肿胀和皮温升高。

33 肩关节骨关节炎和肩周炎有什么区别?

肩关节骨关节炎和肩周炎是影响肩部的两种常见病症。尽管这两种情况都可以引起肩痛和活动受限,但它们的发病机制、症状表现、治疗方式以及恢复过程存在明显差异。

(1) 肩关节骨关节炎的特点:肩关节骨关节炎是一种逐渐发展的关节退行性疾病,其根本原因在于肩关节的软骨逐渐磨损。随着软骨的损伤和磨损,关节表面变得不平,增加软骨下骨之间的摩擦,导致疼痛、肿胀、僵硬和活动受限。

(2) 肩周炎的特点:肩周炎的病因包括肩关节过度使用、长时间的不动或肩部外伤。肩周炎的特征是症状出现三个阶段:冻结期、僵化期和解冻期。在冻结期,疼痛逐渐加剧,夜间痛尤为明显;在僵化期,疼痛可能反而减轻,但肩关节愈加僵硬,影响日常活动;在解冻期,关节的活动范围逐渐恢复。

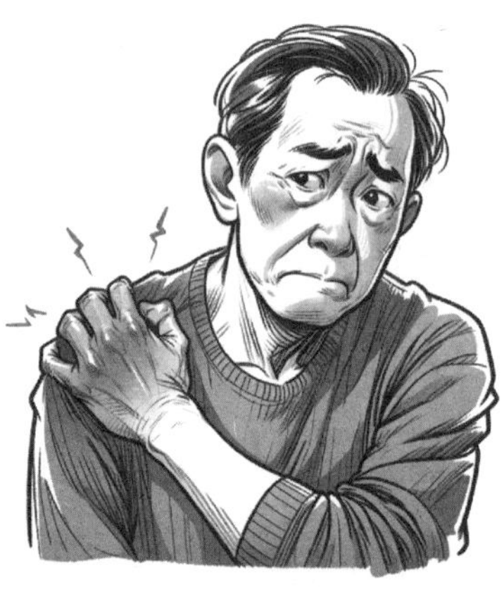

肩周炎还是肩关节骨关节炎?

(3) 肩关节骨关节炎和肩周炎的治疗和恢复:对于肩关节骨关节炎,治疗通常包括药物治疗(如非甾体抗炎药)和物理治疗,在严重病例中可能需要手术治疗,如关节置换。肩周炎的治疗着重于恢复关节活动的范围,大多可以通过热敷、物理治疗、温和的拉伸和康复练习完全治愈；但在一些肩关节僵硬严重的病例中，可能需要借助关节镜微创手术来解除关节僵硬。

总而言之，虽然肩关节骨关节炎和肩周炎都会影响人们的生活质量，但两者的治疗和管理策略大相径庭。了解这两种病症的特点和差异，对于确诊和选择正确的治疗方法至关重要。

34 什么是肘关节骨关节炎，通常如何发展？

肘关节骨关节炎是一种慢性疾病，通常表现为肘关节软骨的磨损和退化，可能影响到肘关节的功能并导致疼痛和不适。肘关节是一个复杂的铰链关节，由 3 个主要的骨骼组成：肱骨、尺骨和桡骨。在骨关节炎的情况下，软骨逐渐磨损，可能导致上述骨头之间的直接接触和摩擦。

肘关节骨关节炎的发展通常经过以下阶段。

（1）早期：可能表现为轻度的疼痛和不适，通常在使用关节时更加明显（如举重或弯曲手臂）。

（2）进展阶段：随着软骨的进一步磨损，患者可能体验到更加剧烈和持续的疼痛，关节的灵活性逐渐降低。

（3）中—晚期：在软骨大量磨损的情况下，关节可能发生变形，疼痛变得更为严重，并可能伴随骨赘对尺神经的压迫，导致肘管综合征，出现前臂尺侧的麻木、握力减弱和活动障碍。

35 骨质疏松和骨关节炎有什么关系?

骨质疏松和骨关节炎同属老年退行性疾病，在许多方面相互交织而有相似之处，但两者之间明确的关系尚不能界定，它们的发病机制存在重要的关联。临床上大都主张，伴发骨质疏松的骨关节炎患者，在治疗骨关节炎时也应同时治疗骨质疏松，且治疗骨质疏松的药物同时能缓解骨关节炎的进展。由于骨关节炎和骨质疏松往往并存，且临床表现又存在一些相似之处，故在临床诊断上要注意鉴别。临床医师在诊治骨关节炎时，应将测量骨密度列入常规检查项目。在治疗上，除对骨关节炎进行对症治疗外，还应注意防治骨质疏松，这对骨关节炎的康复非常有帮助。在骨关节炎早期使用抗骨质疏松药物，可改善和重构关节软骨下骨的微观结构，防止软骨进一步损伤，从而延缓骨关节炎的发展。

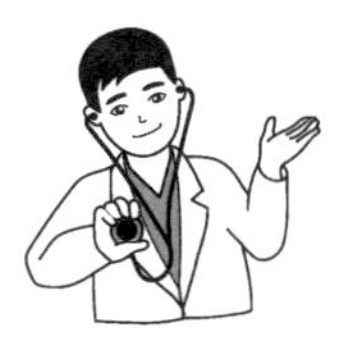

第三篇 预防骨关节炎的策略

36 哪些生活方式的改变可以帮助预防骨关节炎的发生?

预防骨关节炎的发生涉及多方面的生活方式的调整。虽然不能保证完全避免这种疾病的发生,下述生活方式的改变可以显著降低其风险,并改善关节健康。

(1) 保持运动习惯

定期运动:维持关节的活动和弹性,增强关节周围的肌肉力量。

运动需要多样化:包括有氧运动、力量训练和灵活性训练。

(2) 体重管理

维持健康体重:防止过度压力作用于承重关节(如膝关节和髋关节)。

健康饮食:选择富含抗氧化剂、维生素和矿物质的食物。

(3) 避免关节过度使用

合适的姿势:保持良好的体态,特别是在长时间站立或坐着时。

养成科学运动的习惯:避免重复性冲击性运动造成的关节

过度使用。

（4）保护关节

使用防护装备：在从事运动或活动时使用适当的关节防护装备。

采用正确技巧：在提举或搬运重物时，确保使用适当的方法。

（5）心理健康

压力管理：学习处理压力的技巧和手段，如冥想或深呼吸练习。

充足睡眠：确保每晚获得充足的睡眠以支持身体的修复和恢复。

（6）避免创伤

预防跌倒：通过保持环境的安全和使用辅助工具减少跌倒的风险。

避免高风险活动：了解并尽可能避免那些对关节有潜在风险的活动。

（7）定期检查

健康检查：定期进行身体检查及关节的评估。

早期干预：在出现关节问题时及时寻求医疗建议和治疗。

综合这些生活方式的改变，个体可以在多方面支持关节的健康，以及降低骨关节炎发生的风险。

37 骨关节炎和缺钙有关系吗?

谈到缺钙与骨关节炎的关系，我们首先需要理解钙在人体中的作用。钙是维持骨骼健康的重要矿物质，参与骨骼的建立和维护。身体中的钙大部分储存在骨骼中，骨骼除了提供支撑作用，它还是重要的钙库。当体内钙水平降低时，身体可能会从骨骼中动员钙来维持血液中的钙浓度，从而可能导致骨密度下降，这在医学上称为骨质疏松。

骨质疏松与骨关节炎在表现上都涉及骨骼的健康，但它们是两种不同的疾病。骨质疏松是由于骨密度和骨质量减少，骨骼变得脆弱，易于发生骨折；而骨关节炎主要是软骨的退化，并不直接由钙缺乏引起。但是，长期的钙摄入不足有可能间接影响关节健康。例如，钙缺乏可能导致骨密度降低，从而可能增加个体受到伤害的风险，而伤害是骨关节炎发展的一个风险因素。

此外，钙缺乏可能会影响肌肉功能，导致肌肉力量减弱。肌肉的作用不仅是支撑骨骼，还能维护关节稳定性，减少关节负担。若肌肉力量减退，关节就可能承受额外的压力，从而加速关节软骨的退化过程，导致骨关节炎的发展或加重。

而骨关节炎患者在日常饮食中确保足够的钙摄入是重要的，这不仅有助于维持骨骼健康，而且有助于减缓疾病进程。虽然补钙不能直接治疗骨关节炎，但健康的骨骼可能有助于改善整体机能，减少由于骨质疏松造成的关节负担。

在实践中，补钙通常与维生素D合用，因为维生素D有助于钙的吸收和利用。因此，健康的骨骼需要足够的钙和维生素D。为了支持关节和骨骼健康，建议年长者和骨关节炎患者进行定期的骨密度检测，并与医生讨论适当的钙和维生素D补充计划。

总结起来，虽然缺钙并不直接导致骨关节炎，但维持适当的钙和维生素D水平对于保持关节和骨骼健康是重要的。

38 如何评估个人的骨关节炎风险，并据此制订预防策略？

（1）个人和家族病史评估：了解家族中是否有其他成员患有骨关节炎或者其他关节疾病，以及自身是否有过关节损伤或长期关节疼痛，都有助于评估风险。

（2）生活方式评估：包括体重管理、运动习惯、工作环境和日常活动的分析。例如，超重或肥胖会增加关节负担，如果经常进行重复关节活动或对关节有损伤的体育活动都可能提高风险。

（3）临床检查：定期的身体检查可以帮助医生检测关节肿胀、局部疼痛或者活动范围受限等早期骨关节炎的迹象。

（4）影像学检查：X线和MRI等影像学检查可以提示关节中的结构变化，如软骨磨损、骨刺形成和关节间隙缩小，这些都是骨关节炎的典型特征。

（5）生物标志物检测：虽然目前还没有广泛使用生物标志物

检测来评估骨关节炎的风险，但有研究正在寻找能够提示软骨退化和关节炎症的血液和尿液中的分子。

(6) 自我感知症状评估：经常对自己的关节疼痛、僵硬和关节功能进行评估，尤其是在运动后或天气变化时，可以帮助个人评估自身的骨关节炎风险。

(7) 专业风险评估工具：使用专门设计的问卷和评估工具，如骨关节炎风险因素问卷，可以帮助识别潜在风险。

39 对年轻人而言，应该采取哪些方法来预防骨关节炎?

年轻人的关节通常更具灵活性和弹性，这归因于年轻人的关节附近有更加丰富的软骨及更强健的肌肉。由于年轻人细胞再生能力较强，恢复和修复通常更为迅速。但在现代社会中，由于种种原因(运动伤害、体重问题或是生活习惯)，年轻人也可能面临着一些关节问题。以下措施可以预防年轻人未来骨关节炎的发生。

(1) 保持健康体重：超重会给关节(特别是承重关节如膝关节)带来额外的压力。通过保持健康的体重，可以减轻关节的负担，延缓关节磨损。

(2) 正确的运动：进行充足的热身，选择低冲击的运动(如游泳和骑自行车)，并确保使用正确的运动技巧和装备。

(3) 健康饮食：保持均衡的饮食，确保摄入足够的钙和维生素 D,促进骨骼健康。

(4) 定期检查:定期进行关节的检查,特别是对于经常参与剧烈运动或体力劳动的年轻人,以便早期发现潜在的问题。

40 长期受凉会得关节炎吗?

其实,骨关节炎的发生与长期受冻与否无明显关系,但寒冷的确是骨关节炎的诱因之一。寒冷会诱发骨关节炎疼痛发作,加重病情,常被视为"罪魁祸首"。

多数骨关节炎(即原发性骨关节炎)与关节磨损老化相关,尚无寒冷导致的骨关节炎的证据。寒冷能诱发诸多疾病的原因如下。

(1) 寒冷使人的抵抗力下降,感染细菌和病原体的概率上升,容易诱发感染性关节炎,但不是骨关节炎。

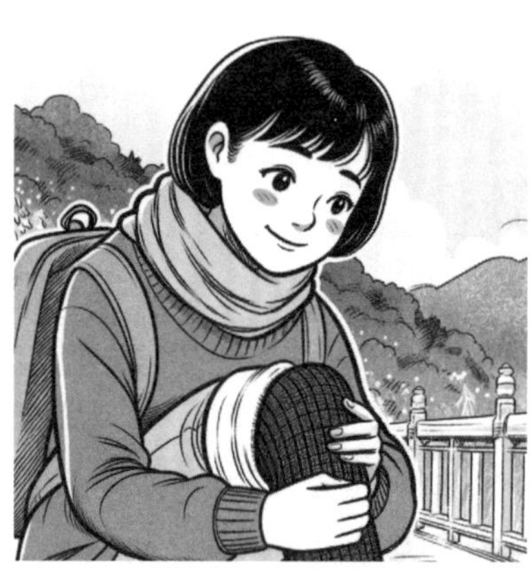

要风度也要温度,注意关节保暖

(2) 寒冷使关节周围血液循环变慢,关节僵硬,关节滑液减少,关节润滑受到影响,影响关节功能。

(3) 滑膜对温度较敏感,滑膜炎(类似"滑膜感冒")会加重骨关节炎症状。虽然关节炎不是冻出来的，但是忽视关节保暖是不妥的。因此，骨关节炎患者平时还是需要多注意保暖。

41 少运动是不是就不容易得骨关节炎了？

运动少的人得骨关节炎概率小是个伪命题。骨关节炎确实与磨损有关，但它不是骨关节炎唯一的危险因素。

运动的多少是相对的。不同的人，以及同一个体的不同状态，运动的多和少也是不同的。同样的运动量，规律锻炼与从不参加体育锻炼的人存在天壤之别！

基于之前的膝关节骨关节炎磨损理论，膝关节骨关节炎患者就应该坐着，什么也不做。但实际情况是，活动对患者生活质量、健康的影响至关重要。身体活动干预（即运动疗法）能改善患者的活动性。例如，以步态为基础的干预，可教会膝关节骨关节炎患者合适的代偿方式（脚趾的方向、肢体摆动等）。运动干预在国外已成为膝关节骨关节炎患者的一线干预措施。患者如果不清楚或不确定以何种体育活动或行走为基础进行干预，应该去咨询专业理疗师，他们都是受过高度训练的健康专家，是膝关节和运动的专家，擅长为膝关节骨关节炎患者进行评估并开出运动处方。

健康的生活方式、关节周围的肌肉强度、韧带稳定性等诸多因素发挥着更重要的作用。运动少的人往往肌肉（如大腿的股四头肌群)力量较弱,膝关节的稳定性差,更容易受到运动损伤。但很多进行科学训练的运动达人,也可以拥有令人羡慕的关节状态。因此,运动少未必得关节炎的概率就小,运动多也未必一定得关节炎。

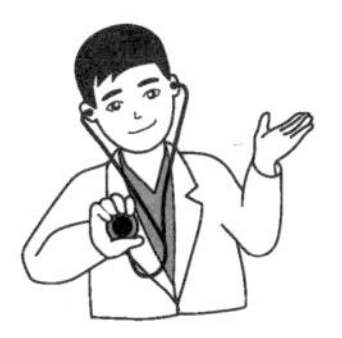

第四篇 日常生活与骨关节炎的共处之道

42 骨关节炎患者在日常生活中最常面临哪些挑战?

骨关节炎患者在日常生活中经常面临许多挑战,这些挑战涉及多个方面的活动和生活质量。

(1) 疼痛:这是患者最直接和最显著的挑战。慢性疼痛不仅影响生活质量,也可能导致情绪问题,如沮丧和焦虑。

(2) 运动和活动受限:关节的炎症和疼痛经常导致活动受限,这不仅影响日常的基本活动(如行走、站立和搬重物),也限制了参与休闲和社交活动的能力。有时简单的日常活动,如穿衣、洗澡或准备食物,可能因关节疼痛僵硬而变得困难。

(3) 社交和职业挑战:社交活动的限制和在职场上的挑战(如需调整工作环境和时间)可能给骨关节炎患者带来进一步的压力和不便。

(4) 睡眠问题:由于关节疼痛和不适,患者可能会经历睡眠问题,这进一步影响到日常生活和整体的健康状况。

(5) 心理健康问题:长期的疼痛和活动受限也会对患者的心理健康产生影响,可能导致情绪低落和焦虑。

43 如何调整生活环境以减轻骨关节炎对日常活动的影响?

对于骨关节炎患者来说，将生活环境调整得既安全又方便是至关重要的，特别是对老年人而言。这样可以减少关节承受的压力，预防摔倒，并使日常活动更为容易。以下是一些建议。

(1) 家居改造

① 楼梯和通道：安装可靠且全程连续的扶手，以预防上下楼梯时摔跤。

② 浴室安全：采用防滑地垫，安装抓杆，并考虑使用浴椅。

③ 家具的选择与布置：选择对关节友好的家具(如高背椅)，并且确保常用物品置于易于拿到的地方。

(2) 工作区域的调整

① 使用符合人体工程学的椅子和桌子。

② 配置电脑和键盘的位置，减少手腕和手关节的压力。

(3) 睡眠环境优化

① 选择一张软硬适中并对全身骨关节和脊柱有支持作用的床垫。

② 在骨关节炎部位放置枕头或垫子(如置于髋周或膝下)，以提供额外的关节支撑，获得舒适睡眠。

(4) 衣物与穿着便利

① 选择易于穿脱的衣物。

② 使用长柄鞋拔。

这些调整策略的核心是预防伤害，减轻关节压力，并使日常活动变得更加无障碍和舒适。

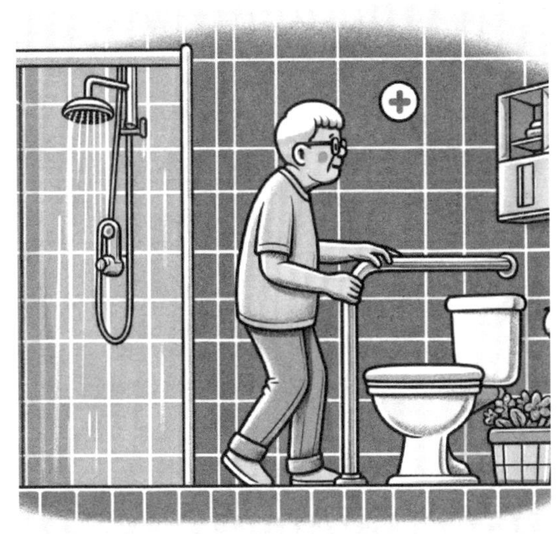

在浴室安装扶手

44 哪些活动更适合骨关节炎患者？

选择对骨关节炎患者友好的运动和体育活动至关重要，这样可以确保关节得到适度的锻炼而不引起额外的伤害或疼痛。这些运动通常倾向于那些对关节冲击较小、易于调整强度并能够提供关节灵活度和肌肉力量提升的项目。

（1）游泳：游泳是一项低冲击的运动，可以提供全身运动而不增加关节压力，水的浮力减少了关节压力，而水的阻力帮助增强肌肉。

（2）快走：使用舒适的鞋子，在平坦的路面上进行规律的快走，属于比较温和的有氧运动。

（3）骑自行车：无论是真实的骑车还是在健身房的静态自行车，这种运动可增强腿部肌肉而不对关节施加过多压力，亦属于比较温和的有氧运动。

（4）瑜伽：选择适度的瑜伽样式和体位，倾向于增强柔韧性和力量而不引起疼痛为宜，属于柔和的运动。

（5）太极：作为一种缓慢、循序渐进的运动形式，太极对关节友好，还能够帮助提升平衡感，亦属于柔和的运动。

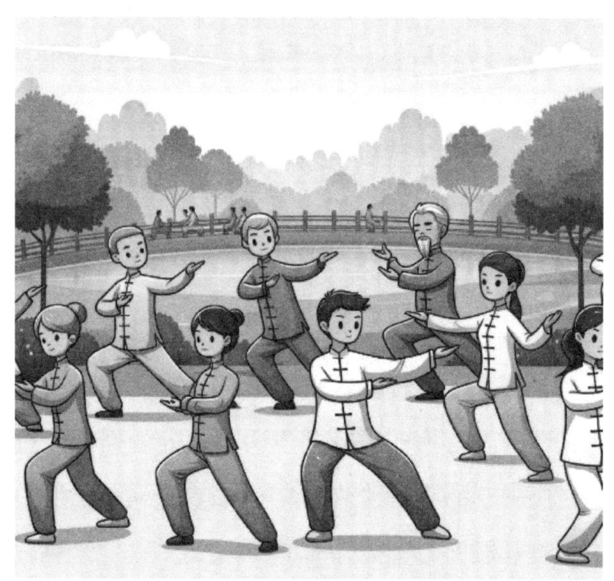

太极拳是一种适合骨关节炎患者的低冲击运动

(6) 轻量级力量训练：使用小重量或阻力带，专注于提升肌肉的强度和耐力而不过于追求增加肌肉量。

(7) 关节操：通过各种轻柔的伸展和旋转运动保持关节的灵活性，属于伸展运动。

(8) 拉伸：坚持温和的拉伸运动，以保持肌肉和关节的灵活性，亦属于伸展运动。

根据自身的体验调整活动的强度和频率，确保关节在运动过程中不感到疼痛或不适。运动时记得穿着适当的服装和鞋子，以提供足够的支持和舒适度。

45 常年坚持慢跑会加速膝关节的退变老化吗？

慢跑一直是很多人喜爱的锻炼方式，不仅因为它可以提高心肺功能、燃烧热量，还能够帮助人们放松心情和减缓压力。但同时，围绕慢跑对膝关节健康的影响，也存在着很多争议和疑虑。那么，常年坚持慢跑会加速膝关节的退变老化吗？

首先，膝关节是一个复杂的结构，由骨骼、软骨、韧带、肌腱和滑膜液组成，它的主要功能是提供支撑、缓冲冲击和使腿能够弯曲、伸直和旋转。当行走或跑步时，膝关节会承受体重的压力，并通过弹性的软骨和滑膜液来吸收冲击。

从生物力学的角度看，跑步时膝关节的确会受到重复的冲击和应力。一些人认为，长时间的跑步可能会导致膝关节软骨的磨损，从而加速关节退变。但是，真实的情况并没有这么简单。

近年来的研究发现，适量的慢跑并不会加速膝关节的退变，反而可能对关节健康有益。例如，一项2017年在*JAMA*杂志上发表的研究发现，与不运动的人相比，跑步者的膝关节并没有更多的退行性改变。另一项在跑步者和非跑步者之间进行的对比研究也发现，长期的跑步锻炼并不增加膝关节骨关节炎的风险。

为什么慢跑可能对膝关节有益呢？首先，跑步可以增强腿部肌肉，这些肌肉能够为膝关节提供更好的支撑，分担冲击力，从而减少关节的损伤。其次，跑步可以促进关节液的循环，为软骨提供营养，有助于保持关节的健康。此外，慢跑还可以帮助维持健康的体重，减少膝关节的负担。

当然，虽然适量的慢跑可能对膝关节有益，但并不是所有人都适合长时间、大强度的跑步。一些人由于遗传、受伤或其他原因，可能更容易发展关节问题。

所以，对大多数人来说，适量的慢跑不会加速膝关节的退变老化，反而可能有益于关节健康；但对于某些高风险人群，长时间的跑步可能会对膝关节造成损伤。建议在开始跑步锻炼前，先进行全面的身体检查，了解自己的身体状况，选择适合自己的锻炼方式和强度。在跑步过程中，如果感到关节疼痛或不适，应该及时停止，并寻求医生的建议。

46 患了膝关节骨关节炎，还该不该运动？ 哪些运动是对关节无害的，哪些是应该尽量避免的？

首先，深蹲、登山、上下楼梯、蹲马步这些动作会在髌骨和腿骨之间产生极大的压力。有研究表明：深蹲时关节软骨承受的压力是正常的6倍，毫无疑问这会加速关节软骨的磨损。因此，应避免蹲着做家务。喜欢打太极拳，不要仅仅为了好看而把功架压得太低，站着打高位太极就好。其次，锻炼时应当穿有弹力缓冲的运动鞋，场地以塑胶跑道或人工草坪为宜，以减少对膝关节的冲击。

髋关节骨关节炎患者如何有效减轻体重以减缓病程进展？

对髋关节骨关节炎患者而言，管理体重是一项关键的任务，因为体重超重会加大髋关节的压力，可能加速关节的退化，并增加疼痛的风险。以下是几种用于减轻体重和减缓髋关节骨关节炎进展的策略。

(1) 设定实际和可测量的目标

① 需要明确的减重目标，并确保它们是实际和可测量的。

② 每周的安全减重目标通常是减轻1～2磅(约0.45～0.9千克)。

(2) 采取平衡的饮食计划

① 按照医生或营养师的建议，制定一种平衡的饮食计划。

② 集中关注多吃植物性食物、粗粮、瘦肉、低脂奶制品和海鱼，减少高糖和高脂食品的摄入。

(3) 规律运动

① 即使关节疼痛，适度的运动仍然是关键。例如，可以考虑水中运动来减轻关节的负担。

② 避免对髋关节产生过多冲击的运动，选择低冲击的运动如游泳和骑自行车。

(4) 健康的生活方式选择

① 避免酗酒和吸烟，这些习惯可能妨碍减重和健康的关节。

② 确保充足的睡眠来帮助身体修复和恢复。

48 有哪些专门针对髋关节骨关节炎的康复运动？

髋关节骨关节炎患者的康复运动通常旨在提高关节的灵活性，增强周围肌肉的力量，减少疼痛和其他症状，以及提高生活质量。下面是一些常见的专门针对髋关节骨关节炎的康复运动。

(1) 髋部伸展：尽量在疼痛允许的范围内伸展髋部的肌肉。

(2) 肌肉强化运动

桥式：躺在地上，弯曲膝盖，并尽量抬高臀部，以强化臀部和大腿后面的肌肉。

直腿侧抬：躺在一侧，稍微弯曲下面的腿，上面的腿保持伸直，并抬升。

站立侧抬：单腿站立，向侧方抬起一条腿。

贴壁半蹲：背靠墙，双腿弯曲成蹲伏位置，保持几秒钟。

(3) 平衡和协调运动

单腿站立：尝试单腿站立，如果可能，尽量不要依靠支持，注意保持平衡。

用球做平衡练习：使用稳定的瑜伽球进行坐姿的平衡练习。

(4) 有氧运动：游泳、骑自行车、散步等。

需要注意事项如下。

循序渐进：在开始任何新的运动尝试时，请确保从较简单的动作和较轻的活动量开始，并逐渐增加强度。

避免疼痛：在进行这些运动时，请确保避免造成疼痛或不适，特别是在髋关节区域。

定期休息：在运动期间要确保给身体提供充足的休息和恢复时间。

49 髋关节骨关节炎患者如何正确使用拐杖或助行器?

(1) 尺寸选择

拐杖长度：在拐杖的握把与地面平行时，使用者站立穿鞋并放松手臂，拐杖的顶端应距离腋下一拳的高度。

助行器高度：站立时，助行器的把手应与腕部平齐，保证当手臂自然下垂时，手肘弯曲呈 20°～30°的角度。

(2) 使用技巧

步行技术：当使用单根拐杖时，应将拐杖置于健侧使用。也就是说，如果是右髋关节疼痛，应该在左手使用拐杖。移动拐杖的同时，迈出疼痛侧的腿。这样才能更好地分散体重，减轻髋关节的压力。

助行器使用：助行器的使用要确保重心始终位于助行器的4个支点之内。行走时，首先移动助行器，然后迈出患侧腿，最后是健康的腿。

(3) 安全提示

① 确保拐杖和助行器的橡胶垫良好，避免打滑。

② 定期检查设备的磨损情况，并在必要时更换配件。

③ 在潮湿或光滑的表面上使用拐杖时应特别小心。

④ 使用拐杖上下斜坡时，步幅要小，速度要慢。

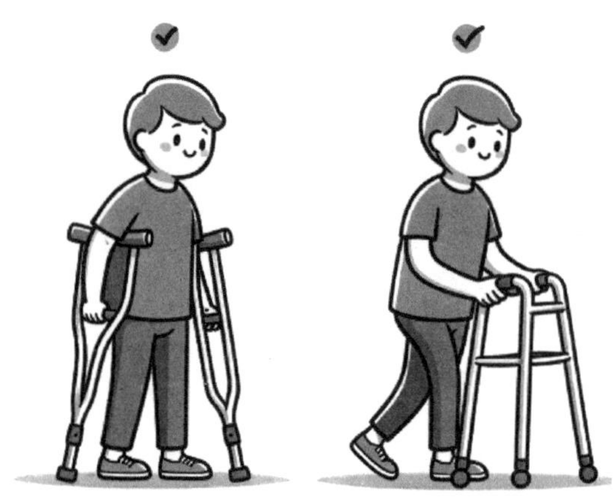

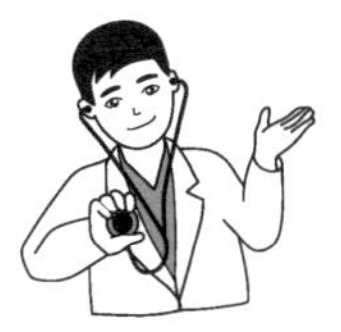

第五篇 痛！理解和管理骨关节炎的痛感

50 骨关节炎的痛感通常表现在哪些部位？

骨关节炎是一种多发病，其特征是关节软骨的逐渐退化。这一病变过程在机械应力较大或生物学机能受到影响的关节中尤为常见。由于关节在我们执行日常活动（如行走、跑跳、举重）中发挥着至关重要的作用，因此它们经常受到相当大的机械压力。因此，像膝盖、髋部、脊柱和手指关节这些在日常活动中经常使用或承受较大压力的部位，通常更容易出现骨关节炎的症状。

由于不同关节受到的应力及它们在日常活动中的作用不同，骨关节炎的症状（尤其是痛感）也可能在不同关节间存在较大差异。例如，膝关节的骨关节炎可能导致行走困难，而手指关节的骨关节炎则可能影响到抓取和握持的能力。类似地，髋关节的骨关节炎可能会影响到站立和步行，而脊椎的骨关节炎可能会导致背痛和僵硬。通过了解这些症状在不同关节中的不同表现，我们可以更好地理解骨关节炎的影响范围和它对患者日常生活的潜在影响。

51 与膝关节疼痛相关的肌肉有哪些?

膝关节疼痛是骨科临床常见的一种病症，排除膝关节退化或损伤、韧带撕裂、滑囊炎等损伤后，就需要考虑膝关节周围的肌肉问题。

人体有 10 块肌肉受到损伤后会导致相应的膝关节疼痛，分别是臀小肌、阔筋膜张肌、缝匠肌、股四头肌、跖肌、腓肠肌、比目鱼肌、内收肌群、腘绳肌、腘肌。掌握各个肌肉与疼痛症状的对应关系，医生就能通过患者的主诉及触诊，结合疼痛位置、疼痛特点及程度，进行鉴别诊断。

52 骨关节炎的痛感一般有哪些特征或表现?

骨关节炎的痛感可能会呈现出多种不同的特征和表现形式，这在很大程度上取决于受影响关节的类型、疾病的阶段及个体差异。骨关节炎的痛感通常是渐进性的，可以慢慢加剧，而且它们的特征和表现形式多种多样，包括如下内容。

(1) 初始痛感：在活动刚开始时感到疼痛，但在持续活动后，痛感可能逐渐减轻或消失。

(2) 活动引起的痛感：进行某些特定活动(如爬楼梯或弯腰)时可能会感到更加明显的疼痛。

（3）休息痛：即使在休息或睡眠时也感到疼痛。

（4）慢性痛：持续的疼痛，不断发生，可能与天气、活动水平或其他因素有关。

（5）急性或突发性痛感：关节痛感可能会突然加剧，特别是在关节使用过度或受到创伤后。

（6）关节僵硬和活动受限：早晨或经过一段时间的静止后，关节可能会感到僵硬或不适。

（7）关节的肿胀和炎症：这可能导致关节红肿、温热，并且在活动时感到疼痛。

在描述疼痛特征和严重程度时，患者可能会使用“钝痛”“刺痛”“灼热感”等不同的词汇。了解这些痛感的特征和表现形式对于诊断和管理骨关节炎至关重要。医生和其他医疗专业人士通常会通过询问疼痛的部位、性质、开始时间、持续时间、缓解和加剧因素，以及它对日常活动的影响，来更全面地理解患者的痛感体验。

这种痛感的多样性也说明了个体化的评估和管理策略在处理骨关节炎痛感时的重要性。每个人的疼痛体验都是独特的，并且最有效的干预策略可能也因人而异。

53 为什么骨关节炎会引起痛感？

骨关节炎引起痛感的机制较为复杂，包含了生物力学、炎症和神经生理学等多个方面的内容。下面我们将从几个关键方面探讨骨关节炎的痛感产生机制。

(1) 关节磨损：骨关节炎往往伴随着关节软骨的逐渐磨损。软骨作为关节表面的保护层，当它变薄或损伤，本应受到保护的骨头就可能直接摩擦到一起，引起疼痛。

(2) 炎症：关节磨损也可能激发体内的炎症反应。例如，在骨关节炎中，关节液中的炎性细胞数量可能增加，这些细胞会释放一些可以刺激神经末梢和导致疼痛的化学物质。

(3) 周围软组织的受累：由于关节的不稳定和炎症反应，周围的肌肉、肌腱和韧带可能也会遭受影响，它们或多或少会产生劳损性疼痛。

(4) 骨刺形成：有时，体内试图修复受损关节的过程中，可能在骨头上形成额外的骨质，即骨刺(骨质增生)，它们可能会刺激周围的组织，成为疼痛的来源之一。

(5) 神经学因素：在某些情况下，尽管关节已经受到了严重损害，但个体可能不感到太多的疼痛，而在其他情况下，即使关节的物理损害较轻，个体却可能体验到剧烈的疼痛。这表明，疼痛的体验不仅与物理因素有关，也与神经学因素有关。

(6) 情感和心理状态：痛感并非纯粹生理的体验，它还与个体的情感和心理状态有关。例如，焦虑、抑郁和其他情感状态被认为可能会加重疼痛。

了解以上的痛感产生机制后，我们可以得出结论，骨关节炎的痛感产生是一个复杂的多因素过程。为了有效地管理和减轻骨关节炎的疼痛，可能需要综合的方法，包括药物治疗、物理疗法、运动、心理支持和可能的手术干预等。

54 管理骨关节炎痛感的基本方法有哪些？

骨关节炎的疼痛管理是一个多方面的挑战，涉及多种治疗方法的综合使用。

(1) 药物治疗：药物治疗通常是管理骨关节炎痛感的一线方法。非处方药物如非甾体抗炎药和扑热息痛等通常被用来减轻轻度至中度的疼痛。对于某些人来说，更强效的处方药物或者局部应用的药膏和喷雾也可能是必要的。

(2) 康复疗法：康复医生可以提供一系列的运动和其他治疗方法（如热治疗、冷治疗和电刺激疗法），以增强关节周围的肌肉、改善关节的活动范围和稳定性，并减轻疼痛。

(3) 运动和体重管理：有指导的运动可以帮助保持关节的灵活性，并且通过减轻体重（如果适用），可以减少对受影响关节的压力，进而减轻疼痛。

(4) 手术：对于严重的骨关节炎，当其他方法不能提供足够的缓解时，可能需要考虑进行关节置换或其他类型的手术。

(5) 互助和心理支持：管理慢性疼痛常常需要心理和情感的支持。咨询、心理治疗或参加一个支持小组可能有助于你更好地管理与慢性疼痛相关的情感和心理挑战。

(6) 替代和补充疗法：一些人可能发现替代疗法(如针灸或按摩)能够帮助管理他们的痛感；而有些补充疗法，如氨基葡萄糖和抗氧化剂也被一些患者用于减轻疼痛。

(7) 生活方式的调整：改变一些日常活动的习惯，或者使用辅助工具和设备行走，如使用拐杖或安装楼梯扶手，可以帮助减轻关节的压力，减缓疼痛。

通过上述方法的综合运用，很多骨关节炎患者能够在日常生活中更有效地管理他们的痛感。每个人的情况都是独一无二的，因此最有效的方法通常需要在医生或其他健康护理专业人士的指导下进行个体化调整。

55 骨关节炎患者如何在夜间更好地管理疼痛?

夜间的疼痛管理对于骨关节炎患者来说尤其重要，因为疼痛和不适通常会干扰睡眠，导致患者在日间感到疲劳不堪和缺乏能量。以下是一些方法，可以帮助患者在夜间更好地管理骨关节炎的疼痛。

(1) 优化睡眠环境：确保你的睡眠环境舒适、安静且黑暗。使用适当的床垫和枕头来提供足够的支持，减少关节的压力和疼痛。

(2) 保持良好的睡眠卫生：建立规律的作息时间，并尽可能在相同的时间上床睡觉和起床。避免在床上进行非睡眠活动(如工作或使用电子设备)，以帮助大脑将床与睡眠关联起来。

(3) 采用适当的睡姿：使用枕头或橡胶垫等辅助工具，以减少关节的压力和支持不稳定的关节。例如，如果你的膝关节感到疼痛，尝试在两腿之间放一个枕头，以减少关节的压力。

(4) 药物管理：确保按照医生的建议管理药物，以减轻夜间的疼痛。某些药物可能需要在特定的时间段进行调整，以便在夜间提供最佳的疼痛控制。

(5) 热敷或冷敷：根据你的偏好和医生的建议，使用热敷或冷敷法来缓解关节的疼痛和僵硬。

(6) 睡前放松技巧：尝试深呼吸、渐进性肌肉松弛或使用放松音乐等技巧，帮助身体和大脑放松，更容易入睡。

需注意每个人的体验都是独特的，你可能需要尝试几种不同的策略，才能找到最适合你的夜间疼痛管理方法。

56 针灸、物理疗法和按摩是否对疼痛管理有帮助?

对于许多骨关节炎患者而言，特别是中国的患者，非常喜欢尝试针灸、物理疗法和按摩，那么这些传统方法是否真的有效呢?

(1) 针灸：针灸是一种古老的中医治疗方法，通过在特定的穴位插入针来调节身体的能量流。“气”的流动被认为与健康紧密相关，而通过针灸刺激，能够恢复正常的“气”的流动。在疼痛管理中，针灸已经在多项研究中显示出其效用，有研究报道称针灸能够帮助减轻慢性疼痛，并改善患者的生活质量。针灸可能通过刺激神经系统释放内源性的疼痛缓解物质，如内啡肽，来产生上述效果。

（2）物理疗法：物理疗法关注患者的功能性和机械性问题，包括关节的活动性、肌肉强度和整体活动能力。通过各种技巧和练习，物理疗法旨在减轻疼痛、增强肌肉、改善关节活动度和优化日常活动的执行。对于骨关节炎患者，特定的体能训练和练习可能帮助减轻压力和减少关节的疼痛，同时提高关节活动的范围和稳定性。

（3）按摩疗法：按摩通常被视为一种放松和缓解肌肉紧张的方法。对于骨关节炎患者，按摩可能提供一些疼痛缓解的益处。按摩通过减轻肌肉紧张和改善血液循环，来帮助减轻由关节炎引起的疼痛和僵硬。而且，按摩还可以带来一些心理上的益处，如减轻压力和焦虑，这也对整体的疼痛管理策略有正面影响。

这些非药物疼痛管理方法各有优缺点，其效用可能受到个体差异的影响。有些人可能发现其中一些方法对自己特别有效，而其他人则可能没有明显的效果。在这些传统方法无效的时候仍然需要及时就医，规范管理疼痛。

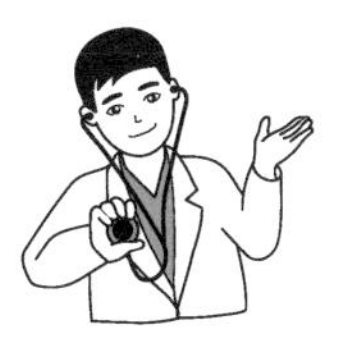

第六篇 治疗骨关节炎的途径

57 什么是骨关节炎的阶梯治疗?

骨关节炎的阶梯治疗是一种分阶段、系统性的治疗方法,它基于骨关节炎的严重程度和患者的具体症状来确定治疗策略。其核心思想是根据症状的轻重和疾病的进展,从非药物治疗逐步升级到药物治疗,再到更复杂的手术治疗。以下是骨关节炎阶梯治疗的具体内容和实例。

第一阶段:健康教育和生活方式调整:

在疾病的早期或症状较轻的情况下,首选的治疗方法通常是生活方式的调整。这包括以下内容。

(1) 健康教育:使患者了解骨关节炎的病因、病理和预防措施。

(2) 体重管理:对于超重或肥胖的患者,减轻体重可以显著减轻关节负担和疼痛。

(3) 适当的运动:如游泳、瑜伽和太极拳,这些低冲击的活动可以增强关节的力量和稳定性,而不会加重关节的损伤。

实例:小王是一位中年女性,最近她感到自己的膝关节时常酸痛，特别是在长时间行走或站立后。在医生的建议下，她开始参加瑜伽课程并调整饮食习惯以控制体重。

第二阶段：药物及关节腔注射治疗：

当生活方式的调整不能有效缓解疼痛或疾病进一步发展时，医生可能会建议使用非处方药物进行治疗。非处方药举例如下。

(1) 非甾体抗炎药(NSAIDs)：如布洛芬(ibuprofen)或塞来昔布(celecoxib)，它们可以减轻疼痛和炎症。

(2) 肾上腺皮质激素或透明质酸钠注射：直接注射到关节中，以减轻炎症、增加关节润滑以缓解疼痛。

实例：张先生的关节炎症状加重，他已经尝试了多种方法和非处方药物均无效。医生为他开了塞来昔布，并建议他在关注药物副作用的同时规范连续服药 2 周后复查。

第三阶段：手术治疗：

在疾病的晚期或其他治疗方法无效时，手术可能是最佳的选择。常见的手术包括关节置换术和关节镜手术。

实例：李太太的髋关节炎已经发展到非常严重的程度，导致她行走困难。经过详细检查和评估，患者已处于骨关节炎终末期，医生建议她进行髋关节置换术。

总的来说，骨关节炎的阶梯治疗根据疾病的进展和患者的具体症状进行个体化的治疗选择，旨在给患者提供符合实际病程的最优治疗效果。

58 骨关节炎的药物治疗主要包括哪些药物?

药物治疗是管理骨关节炎疼痛和炎症的常见方法。不同类型和阶段的骨关节炎可能需要不同的药物治疗策略。以下是一些主要的药物类别和用于治疗骨关节炎的常见药物。

(1) 非甾体抗炎药(NSAIDs):NSAIDs 是用于控制骨关节炎疼痛和炎症的常用药物。常见的 NSAIDs 包括塞来昔布、依托考昔、布洛芬和萘普生等。这些药物通常能有效减轻疼痛和炎症,但长期使用也可能带来一些副作用,如胃肠问题和心脏问题。

(2) 肾上腺皮质激素(corticosteroid):肾上腺皮质激素,如泼尼松(prednisone)是强力的抗炎药物,可以通过直接注射到关节中来减轻炎症和疼痛。尽管它们通常是短期使用以控制急性症状,但也需关注其可能的副作用,如骨折风险增加、体重增加和高血压。

(3) 抗风湿药物(DMARD):DMARD 通常用于治疗风湿性骨关节炎。例如,氨甲蝶呤(methotrexate)和羟氯喹(hydroxychlorouine)。这些药物旨在减慢疾病的进展和防止关节损伤。

(4) 生物制剂:生物制剂是一类用于治疗风湿性关节炎和其他一些自身免疫性关节炎形式的药物,如肿瘤坏死因子抑制剂(如埃坦歇普和阿达木单抗)和白细胞介素抑制剂。这些药物目的在于抑制免疫系统的部分功能,减轻炎症和减缓疾病进展。

(5) 镇痛药：针对于骨关节炎患者的慢性疼痛，医生也可能推荐使用一些镇痛药，如扑热息痛。对于某些患者，慢性严重疼痛可能需要使用阿片类药物(如羟可酮或吗啡)，但由于这类药物具有易产生依赖和其他副作用的风险，通常这是在其他方法无效时的选择。

(6) 关节注射：直接在受影响的关节中注射药物(如类固醇或透明质酸)可以直接减轻疼痛和炎症。

选择合适的药物治疗方案通常取决于患者的病情、并发症风险和其他健康状况。在使用任何药物时，一定要充分讨论其效果和潜在的副作用，并在医生的指导下进行。此外，某些药物之间可能存在交互作用，因此在开始新的药物治疗时一定要告知医生您当前正在使用的所有药物。

59 骨关节炎患者可以吃消炎药吗?

消炎药和抗生素是两种不同的药物，只是在国内，由于用药的不规范和认识的误区，人们通常把这两种药统称为消炎药。这两种药都有消除炎症的功能，所以很多人误以为消炎药等同于抗生素，一旦感觉自己某个部位发炎了，就第一时间自行购买抗生素。实际上，骨关节炎是关节的无菌性炎症，目前不推荐也不需要吃抗生素。盲目使用抗生素不但没有效果，而且长期用药还会引起细菌耐药、真菌感染等。

60 膝关节骨关节炎患者可以贴膏药吗？

早期膝关节骨关节炎贴膏药是有作用的，但是治标不治本，仅起到消炎、活血和止痛的作用，不会从根本上让膝关节变好。最好选择透气、不过敏的膏药并尽量间断使用。如果频繁使用，甚至每天不间断地贴，皮肤不透气，很多人会出现过敏或皮肤破损的现象。

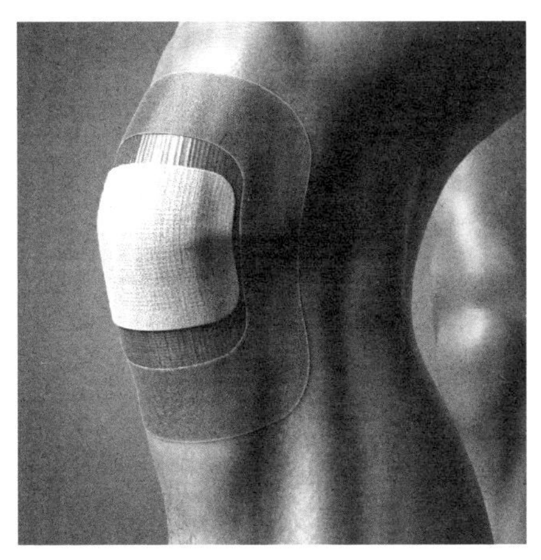

不应过于依赖外用贴膏

疼痛是骨关节炎最主要的表现，故不少患者会求助于贴膏药。然而，这些治疗只能缓解一时的症状，疼痛还会反复发作，最终疾病进展，导致关节肿大变形、关节僵硬等更为严重的情况出现。目前国内骨关节炎患者就诊率低、确诊晚、患者依从性差，究其原因，很多患者发生骨关节炎后关节疼痛，都是自己到药店买膏药、止痛药治疗，等到三五年后，病情加重走不了路才到医院治疗。由此可见，不断用膏药延缓拖延，不去医院治疗是不可取的。

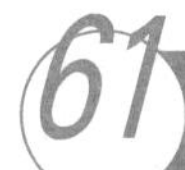

61 治疗膝关节骨关节炎时需要抽积液吗?

严重的骨关节炎合并关节积液的老年人,膝关节长时间疼痛经常发作,膝关节内肿胀,磁共振显示膝关节内积液。对于这部分膝关节骨关节炎患者,短期发作的大量膝关节积液,建议先采用外敷和口服药物的方法减少关节积液。如果效果不好,肿胀明显,可以考虑到正规的医疗机构将积液抽出来。

62 骨关节炎患者在什么情况下必须手术治疗?

虽然大多数骨关节炎可以通过非手术方法进行管理和治疗,但在某些情况下,手术可能是最佳或唯一的选择。以下是一些骨关节炎患者可能需要手术治疗的情况。

(1) 严重的关节疼痛:当骨关节炎的疼痛变得难以忍受,且对非手术治疗反应不佳时,手术可能是解决方法。例如,一位长期患有膝关节骨关节炎的中年人,尝试了多种非手术治疗(药物、物理治疗、关节注射等)后仍然疼痛难忍,则可能需要考虑膝关节置换术。

(2) 关节功能丧失或活动受限:当关节僵硬或活动受到严重限制,影响到日常生活和工作时,则可能需要进行手术。

(3) 关节变形:随着骨关节炎的发展,关节可能会出现明显的变形,如"O"形腿或"X"形腿。这种变形不仅影响美观,还可能导致关节的不稳定和功能丧失。

(4) 关节不稳定：严重的骨关节炎可能导致关节不稳定，如膝关节经常不受控制、打软腿或关节绞索。在这种情况下，手术可能是稳定关节的唯一方法。

(5) 关节软骨碎片或游离体：有时，关节中的软骨可能会脱落，形成碎片或游离体。这些碎片可能会引起突发的严重疼痛和关节绞索，需要手术进行清除。

(6) 非手术治疗无效：对于一些患者，尽管尝试了多种非手术治疗，如药物、物理治疗、关节注射等，但仍然没有明显的效果。

(7) 关节炎与并发其他骨关节损伤：在某些情况下，骨关节炎可能与其他关节问题同时存在，如韧带撕裂、骨折或其他关节疾病。这可能需要综合性的手术治疗。

手术治疗骨关节炎的方法有很多，如关节清理、截骨矫形(保髋保膝手术)、关节置换、关节融合等。选择哪种手术取决于关节的位置、患者的年龄、健康状况、生活方式及关节炎的严重程度。

总的来说，手术治疗骨关节炎是在非手术治疗无效或症状严重影响生活质量时的选择。患者应该与骨科医生充分沟通，了解手术的利弊，以做出明智的决策。

63 肥胖如何影响骨关节炎的治疗效果?

当谈论体重问题时，通常会涉及体重指数(body mass index,

BMI)这个概念。BMI 是一种常用的测量方法，用于评估一个人是否处于健康体重范围。这是通过将一个人的体重（千克）除以他们的身高（米）的平方来计算得出的。以下是世界卫生组织(WHO)对于不同 BMI 范围的分类标准：

- BMI＜18.5：低体重
- BMI 18.5～24.9：正常体重
- BMI 25～29.9：超重
- BMI≥30：肥胖

进一步地，肥胖又可以细分为以下几个级别：

- BMI 30～34.9：Ⅰ度肥胖
- BMI 35～39.9：Ⅱ度肥胖
- BMI≥40：Ⅲ度肥胖（严重肥胖）

肥胖通常与多种健康问题有关，包括心脏病、糖尿病、睡眠呼吸暂停和肌肉骨骼问题，如骨关节炎。额外的体重会增加关节（特别是承重的膝关节和髋关节）的压力，加速关节的退化并增加疼痛的风险。

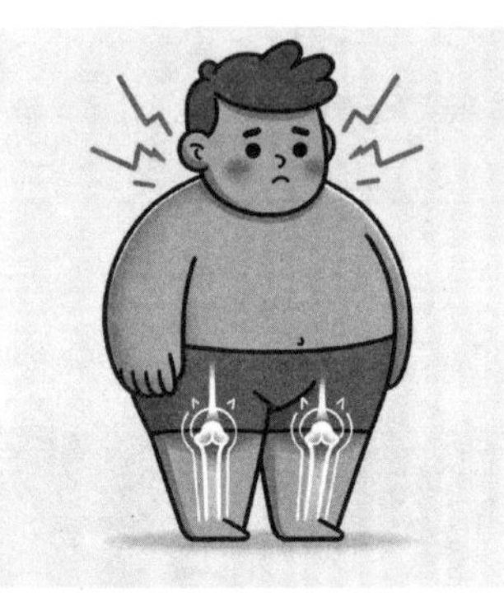

肥胖增加负重关节的负担

在进行治疗方案的规划和评估时，医生通常会考虑 BMI 作为参考之一。尤其在需要进行手术的情况下，医生会更加关注 BMI，因为高的 BMI 可能增加手术风险和术后康复的复杂性。

因此，体重管理成为骨关节炎

管理的一个关键组成部分，通常包括饮食和运动的调整，旨在减少关节的压力、减轻疼痛和改善功能。在整体治疗和管理计划中，与医生和其他卫生保健专业人士（如物理治疗师、营养师等）的密切合作极为关键，成功的体重管理能够减少关节的压力、减轻疼痛，并可能改善关节功能和整体生活质量。

64 哪些饮食和营养选择可以辅助骨关节炎的治疗？

在骨关节炎的治疗和管理中，某些食物和营养物质具有可能改善关节健康和减缓疾病进展的潜力。下面是一些可以考虑的方面。

（1）优化营养摄入

Omega－3 脂肪酸：已有研究表明，Omega－3 脂肪酸可能对减轻关节炎症和疼痛有帮助。富含这些健康脂肪的食物，如沙丁鱼、鲑鱼和亚麻籽。

抗氧化剂：食物中的抗氧化剂（如维生素 C、维生素 E、β-胡萝卜素等）也可以对关节健康有利。多吃新鲜的水果和蔬菜，确保获得丰富的抗氧化剂。

钙和维生素 D：对于骨骼和关节的健康来说，钙和维生素 D 至关重要。

（2）控制体重：选择低热量且营养高的食物，帮助患者在维持健康体重的同时获得必要的营养。

(3) 增强骨密度：确保饮食均衡，包含适量的蛋白质、健康脂肪和复杂碳水化合物，以及足够的矿物质，以保持骨密度。

(4) 充足的液体摄入：保持适当的液体摄入也是关键。水分对关节润滑和营养输送都是至关重要的。

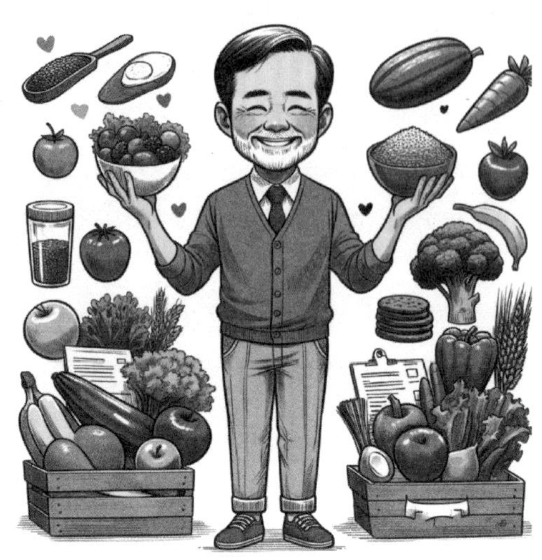

健康饮食，营养均衡

65 髋关节骨关节炎的治疗方法有哪些？

髋关节骨关节炎的治疗主要目标是减轻疼痛，提高关节功能，并改善生活质量。治疗通常根据疾病的严重性和患者的需求而有所不同。以下是一些常用的治疗方法。

(1) 药物治疗

抗炎药：如塞来昔布、依托考昔、布洛芬和萘普生，这些药物有助于减少关节的炎症和疼痛。

糖皮质激素注射：糖皮质激素直接注入受损关节，以减轻疼痛和炎症。

（2）生活方式和家庭治疗

体重管理：减轻体重可以减少髋关节上的压力，从而缓解疼痛。

使用辅助器具：如拐杖或步行器，可以帮助分担重量并提供额外的支持。

避免高冲击活动：如跳跃或长跑，以减少对关节的压力。

（3）手术治疗

关节置换术：在这种手术中，受损的髋关节被人工关节替换，这种方法通常用于严重的骨关节炎，且其他治疗方法无效。

髋臼周围截骨术：适用于髋关节发育不良早中期年轻患者的骨关节炎，通过截骨矫形来改善关髋臼对股骨头的覆盖，从而平均分散体重，减缓骨关节炎的进展。

关节镜手术：在牵引床牵开髋关节情况下，通过小切口使用髋关节镜，可以查看关节内部，切除受损的组织或修复撕裂的盂唇。

（4）其他治疗方法：如针灸、按摩和冷热疗法也被一些骨关节炎患者认为有效。

无论选择哪种治疗方法，重要的是与医生紧密合作，确保治疗计划是为个人需求量身定制的。随着疾病的进展，可能需要调整或更改治疗策略。

66 髋关节置换术是如何进行的？

髋关节置换术是一种常规手术，用于替换由于磨损、损伤或骨关节炎等原因而受损的髋关节。以下是手术概述。

（1）准备：在手术开始之前，将进行一系列的术前检查和准备。

（2）麻醉：手术通常在全身麻醉下进行，某些情况下也可以选择腰麻。

（3）手术：医生首先切开髋部的皮肤和肌肉，暴露髋关节。然后，医生将移除受损的股骨头并安装一个人工髋关节（通常包括髋臼假体、髋臼内衬、人工股骨头、股骨假体柄）。完成关节置换后，医生将彻底冲洗并关闭切口。

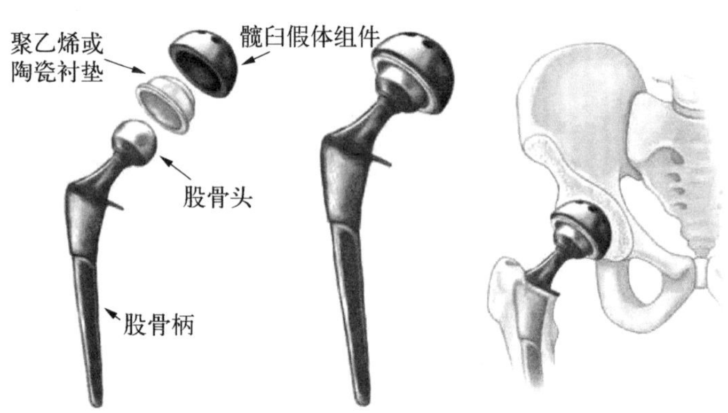

髋关节置换

67 人工髋关节假体有哪些不同的材料组成，如何选择?

（1）金属材料：金属材料在人工髋关节假体中的应用十分广泛，通常使用的金属包括钴-铬合金和钛合金。钴-铬合金具有极高的耐磨性和强度；钛合金则具有轻质、高强度和良好的生物相容性。

（2）聚乙烯材料：聚乙烯是一种塑料材料，在人工髋关节假体中常用作“衬垫”部分。它有很好的耐磨性，并能在一定程度上模拟自然关节的滑动。超高分子量聚乙烯（UHMWPE）是一种经过特殊处理提高耐磨度的聚乙烯，目前已成为制作髋关节假体衬垫的标准材料。

（3）陶瓷材料：陶瓷材料如氧化铝和氧化锆因其极高的耐磨性和生物相容性被用于制作人工股骨头和关节衬垫。陶瓷材料不容易产生假体磨损颗粒，而且陶瓷的摩擦系数低，使用寿命更长。

选择哪种材料或组合进行髋关节置换，通常需要考虑多种因素，包括患者的年龄、活动水平、骨质状况等。例如，年轻、活动量大的患者可能更适合使用耐磨性更高的陶瓷股骨头-陶瓷衬垫配对（全陶瓷假体），以减少磨损；而对于年纪较大、活动量较小的患者，可能更适合使用金属股骨头-聚乙烯衬垫假体，具体需要根据每位患者的个体情况进行选择。

68 给膝关节打玻璃酸钠有用吗?

玻璃酸钠又称透明质酸。人体的透明质酸主要由成纤维细胞、滑膜细胞和软骨细胞产生。给关节腔注射透明质酸,是作为黏弹性物质的补充,起润滑关节、保护关节软骨的作用。骨关节炎的病理性滑液的流变学特性低于正常的关节滑液,黏胶增补剂的作用是恢复关节的流变学和代谢平衡,以往曾被写入多个骨关节炎治疗指南,甚至被美国风湿病学会列为 NSAIDS 替代药物治疗骨关节炎。《骨关节炎诊疗指南(2018 年版)》认为,玻璃酸钠可改善关节功能缓解疼痛,安全性较高,可减少镇痛药物用量,对早、中期骨关节炎患者效果更为明显。但其在软骨保护和延缓疾病进程中的作用尚存争议,建议根据患者个体情况应用。

69 给膝关节打“封闭”能治疗骨关节炎吗?

“封闭”其实是一种局部麻醉,是通过药物阻断局部神经,起封闭神经的作用。“封闭”药剂中除了局部麻醉药外,还加了些激素,起到消炎止痛的作用。在关节周围注射糖皮质激素以前主要用于治疗膝关节周围的滑囊炎、肌腱炎,非常有效。

“封闭”对于治疗骨关节炎也有效吗?目前,对于关节腔封闭治疗骨关节炎还有争议,建议根据患者个体情况应用。我国《骨关节炎诊疗指南(2018 年版)》认为糖皮质激素起效迅速,短期缓解疼痛效果显著,但反复多次应用激素会对关节软骨产生不良影响,所以目前建议每年应用 2～3 次,注射间隔时间为 3～6 个月。

70 注射富血小板血浆是怎么回事?

富血小板血浆(platelet rich plasma, PRP)是自体血小板的浓集物。富血小板血浆技术就是把血液中的血小板收集起来的技术。血小板由骨髓造血细胞生成,存在于人体的血液中,富含大量生长因子,在人体自我愈合和修复过程中有重要的作用。富血小板血浆技术通过一种离心装置把血液中富含血小板的血浆收集,然后把富含大量生长因子的血小板注射回患者体内,对组织中细胞和基质的再生起促进作用,从而加速组织的修复。只需抽取患者自身 30～50 毫升的外周血液,通过离心装置把血液中富含血小板的血浆收集起来,然后再注射到患者体内(如注射到膝关节炎患者的膝关节腔内),血小板内的生长因子就会促进组织的愈合。

71 严重的膝骨关节炎,真的要把关节骨头全去除吗?

不要紧张,早期的关节炎可以通过药物口服、外用或关节注射等方法缓解疼痛症状。即使后期严重了需要置换手术，术中切除的只是关节表面薄薄的一层，不到1厘米。而且，如果软骨和半月板磨损主要集中在膝关节内侧半部分，现在使用微创的方法，仅仅去除内侧磨坏的部分，也就是厚度3毫米左右的骨头就行。然后，关节内会装进一个软的垫片，替代关节软骨的功能。身体健康者，上午手术，下午就能无痛地走几步。

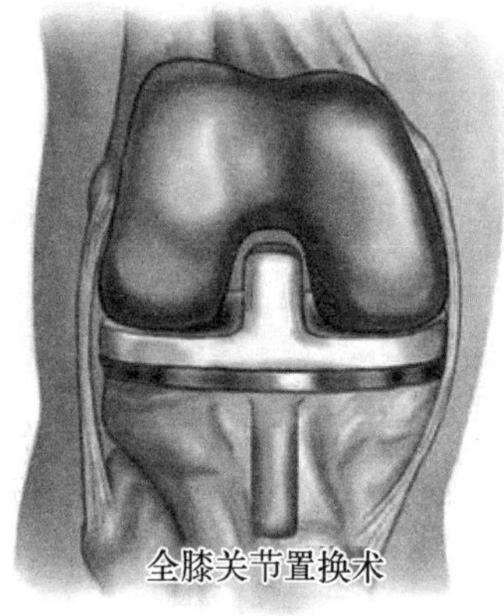
全膝关节置换术

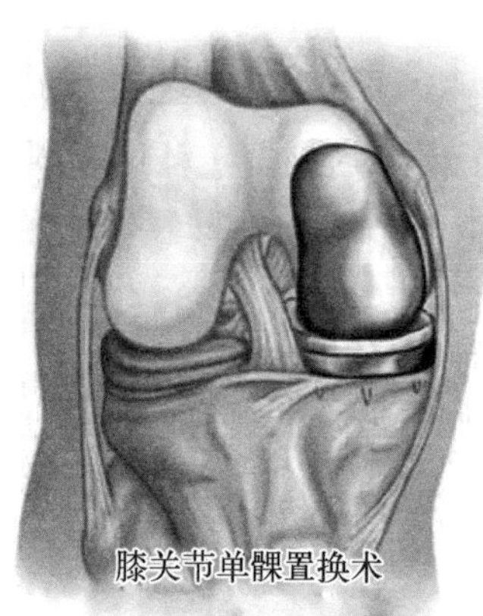
膝关节单髁置换术

72 单髁置换的关节可以用多久？

单髁置换刚问世时，由于假体的设计、医生技术的限制，导致有效使用寿命比全膝置换短。如今，随着手术技术、器械、材料、假体设计等方面的进步，单髁置换和全膝关节置换的使用时间越来越接近。不过单髁置换的平均使用寿命仍然略短于全膝置换，这是因为全膝关节更加适合于年龄较大、关节损伤较重的老年人，手术之后，患者的运动需求较低，不容易导致关节过度磨损，全膝关节置换术后 20 年可能还有接近 80%的假体生存率；反之，单髁置换针对的是关节退变程度较轻的人群，这样的患者一般较为年轻，日常活动需求较高，加上单髁置换后身体恢复较快，活动能力较好，故导致假体磨损较快。

73 有没有全部骨头都不置换的方法？

其实还真有全部骨头都不置换的方法。胫骨高位截骨术可以通过关节面的矫形，把膝关节的吃重点向外转移到健康的软骨部分，减轻内侧已磨损部分的负担，这样既完全保留了自身的骨头，又可以达到缓解疼痛的效果。

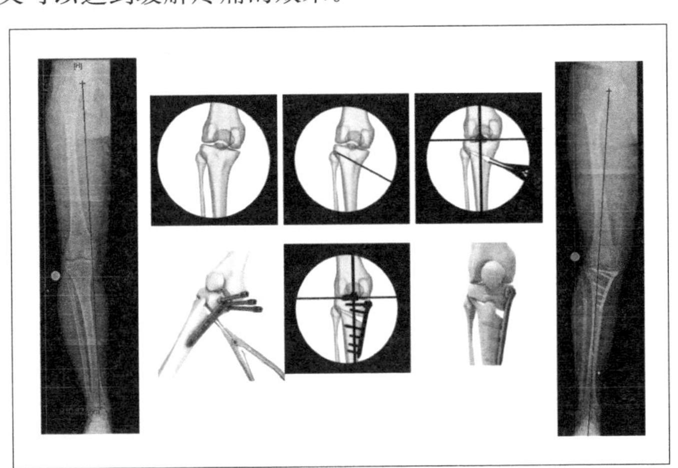

采用胫骨高位截骨术保膝

74 对某些金属过敏的患者，也会对人工关节材料过敏吗？

人工关节置换手术经过近半个多世纪的发展已达到十分安全可靠的程度，现代的人工关节的金属部分是由各类合金制成，其特点即为耐磨和生物相容性好，也不会对人体组织造成毒害作用。因此，患者对绝大多数人工关节材料是不会发生过敏反应的。

75 在什么情况下建议进行膝关节置换手术？

膝关节置换手术是一种有效改善膝关节骨关节炎患者生活质量的手术，通常被考虑作为膝关节骨关节炎治疗的最终选择。

（1）症状特别严重：对于经历剧烈的疼痛、明显肿胀和僵硬的患者，日常活动和生活质量严重降低，膝关节置换手术是一个可以恢复生活质量的选择。

（2）功能严重受限：当患者的移动能力和活动范围受到严重影响，如行走、站立或使用楼梯变得困难或不可能时。

（3）关节退变进展较快：在患者复查过程中，通过影像学（如X线或MRI）发现膝关节的结构性损伤不断进展，包括严重的软骨磨损、骨刺的形成、关节间隙消失或关节畸形加重。

（4）保守治疗无效：在尝试各种治疗方法（如药物治疗、物理治疗、康复或注射治疗)后都不能获得足够的症状缓解。

(5) 生活质量显著降低：疼痛和功能限制导致睡眠障碍、情绪问题(如抑郁或焦虑)、工作能力下降或社交活动困难。

(6) 患者的总体健康状况：患者应该在健康状况良好的情况下接受手术和进行手术后的康复锻炼，并能接受手术的潜在风险。

进行膝关节置换手术前，医生通常会与患者进行详细的讨论，以确保他们理解所有的治疗选择、潜在的风险和手术的期望结果。

76 膝关节置换手术的分类及各自的适用范围是什么?

(1) 全膝关节置换

定义：该手术涉及整个膝关节表面的置换，包括股骨、胫骨和髌骨的关节表面。

适用范围：用于膝关节多间室病变，非手术治疗无法有效缓解症状时。

(2) 单髁置换

定义：该手术只替换膝关节内侧间室或外侧间室的关节面，相对微创。

适用范围：适用于膝关节的仅有内侧间室或外侧间室严重退变的情况，且交叉韧带完整健康，患者的膝关节稳定性也必须良好，并且没有严重的畸形。

(3) 膝关节翻修置换

定义：翻修手术通常是对先前膝关节置换手术假体的修复或替换，涉及更复杂的手术过程和特殊的假体。

适用范围：膝关节置换手术后假体发生故障、松动、感染或出现其他问题。

(4) 定制或个体化膝关节置换

定义：使用基于患者具体解剖结构的定制假体的手术，通过计算机成像和3D打印技术实现。

适用范围：适用于有特殊解剖结构的患者或关节肿瘤患者。

77 膝关节置换术有哪些手术风险?

正如所有手术一样，膝关节置换术也有其固有的风险和可能的并发症。膝关节置换术的常见术后风险详细解释如下。

(1) 感染：手术部位发生感染是膝关节置换术后的一个严重风险。感染可以发生在皮肤的切口处，或者在更深的组织中，细菌甚至可能污染并定植到置换的人工关节假体表面，这种情况除了需要长期的抗生素治疗和清创手术外，由于假体自身没有免疫力，不能清除掉其表面的细菌，有时甚至需要取出假体，控制感染后再考虑关节翻修手术。

(2) 血栓形成：手术后可能会在腿部的深静脉中形成血栓，这被称为深静脉血栓(DVT)。这种情况如果不加以治疗，血栓可能会脱落并流向肺部，造成肺栓塞，威胁生命。为预防 DVT，患者可能需要使用抗凝血药物，并在手术后进行早期活动。

(3) 麻醉风险：膝关节置换术通常使用全身麻醉或蛛网膜下腔阻滞麻醉。麻醉本身也有风险，如心脏问题、肺部疾患、过敏反应，甚至在罕见情况下有死亡风险。术前的详细健康评估可以帮助降低这些风险。

(4) 神经或血管损伤：手术中，周围的神经或血管可能受到损伤，导致肢体功能障碍或血液循环问题。虽然这类并发症比较罕见，但它们可能导致严重的问题，甚至需要进一步的手术干预。

(5) 假体相关风险：膝关节置换术后，假体可能发生松动或磨损，膝关节假体的寿命通常在 15～20 年，之后可能需要翻修手术进行假体更换。

(6) 关节僵硬：如果术后没有进行适当的康复训练，关节可能会变得僵硬，影响膝关节的活动范围。

78 为什么膝关节假体周围的感染难以控制？

膝关节假体周围感染是一种严重并且处理起来相当困难的并发症。这种感染可以在手术后不久发生，也可以是在手术多年后才出现。它之所以难以控制，原因多方面，具体如下。

首先，人工膝关节表面为细菌提供了一个非生物的附着面，这使得细菌能够形成一层生物膜。这种生物膜可以抵抗抗生素和宿主免疫系统的清除机制。细菌在这种生物膜中相互合作，分享营养物质，同时提高其耐药性，从而导致即便是强效抗生素也难以消灭感染。因此，传统的药物往往在清除这类感染时不够有效。

其次，膝关节假体周围感染的诊断可能会很复杂。在早期阶段，症状可能非常隐匿，一旦错过了最佳的治疗时机，感染可能会更加顽固。

再者，治疗膝关节假体感染通常需要综合的方法，包括抗生素治疗和进一步手术取出假体、清理感染组织和翻修二期假体。这样的手术不仅本身具有高风险，而且增加了患者的经济负担和心理压力。

一些患者可能存在其他健康问题，如糖尿病或血管疾病，这会降低身体对感染的抗击能力。同时，免疫抑制状态的患者，如使用类固醇或免疫抑制剂的个体，对于感染的控制也更为困难。

综上所述，膝关节假体周围感染之所以难以控制的原因包括生物膜形成导致的高耐药性、复杂的诊断过程、高风险的治疗手段，以及患者个体差异等多种因素的共同作用。

79 行膝关节置换手术时，怎样预防感染？

对于膝关节置换术后的感染，预防比治疗更加重要。如果患者术前有泌尿系统的感染，应在术前进行治疗。如果患者在手术部位有皮肤溃疡，最好等至少3个月再进行手术，建议患者术前至少戒烟3周。

尽管术前预防性使用抗生素是否有效仍然存在争议，并且对于预防性使用抗生素的时间和持续时间有不同意见，但许多研究证明，术前预防性应用抗生素可以有效降低初次膝关节置换术后假体周围感染的发生率。

手术操作时间应当尽可能缩短。很多医师建议使用抗生素骨水泥，它可以使手术部位的抗生素浓度增加，促进抗生素分布到静脉抗生素无法到达的血供较差的区域。据报道，在膝关节置换术后最初的3～6个月，应避免可能造成菌血症的侵入性操作。常见的预防感染的措施如下。

(1) 在术前最后一次洗澡时用抗菌肥皂清洗手术区，并分别于手术前一天晚上和手术当天早上用皮肤消毒剂进行全身消毒。

(2) 手术前30～60分钟预防性使用头菌素，术后继续预防性使用抗生素24～48小时。

(3) 出院后注意个人卫生，保持伤口及周围清洁，如身体有其他系统感染症状或需进行有创操作，及时告知医生并在医生指导下服用抗生素。

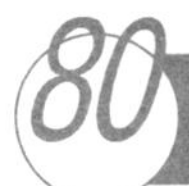

80 怎样预防深静脉血栓?

相较于等待血栓发生后再去治疗，提前预防血栓的发生更为重要。因为血栓一旦形成，便有可能引起致命性的并发症，并且可堵塞血管，引起肺栓塞、下肢溃疡、血栓反复发作和慢性静脉淤血。尽管采用预防血栓的措施并不能完全避免血栓的发生，但可使发生率有所降低。

目前主要采用两种预防血栓的方法，分别是药物治疗和机械干预治疗。药物治疗有效、安全、廉价、剂量小。常用的药物包括华法林、低分子肝素，以及凝血因子 Xa 抑制剂，如利伐沙班、希美加群及阿司匹林等。华法林是维生素 K 拮抗剂，可口服 3 个月。有学者报道称，单独用华法林比单纯用机械法预防血栓更加有效。低分子量肝素通过激活抗凝血酶而降低凝血因子 Xa 的活性，从而预防血栓发生。低分子量肝素生物活性较好、半衰期较普通肝素长、不与血浆蛋白结合且大部分不依附于血管内壁，用于预防血栓时，可降低出血风险，不增加凝血活酶时间，相对安全。利伐沙班是另一类 Xa 因子抑制剂，直接作用于 Xa 因子，阻止血栓形成。其特异性高，疗效稳定，可直接口服且无须监控，但与阿司匹林合用可增加出血风险。它不宜用于肝肾功能不全的患者。阿司匹林通过抑制血小板聚集而预防血栓的发生，其优点是可口服、出血倾向小且价格便宜。除了药物预防以外，还可机械干预，预防血栓发生，如弹力袜、间歇挤压装置及脚踏式静脉泵，通过改善静脉血液循环达到预防血栓的目的。

在骨科，预防血栓采用的方法通常为术后当天使用低分子肝素钠半支剂量皮下注射，同时配合踝泵运动进行早期运动预防。手术后第一天开始继续予以低分子肝素钠，并且叮嘱患者间断性做踝泵运动联合预防血栓的发生。出院后告知患者口服利伐沙班预防血栓的发生。通常膝关节置换术后需要坚持抗凝 14～28 天。

81 人工关节可以用多久?

置换一个人工关节究竟能用多久,是许多人所关心的问题。一般来说,依据现有数据,大多数人工关节可以使用的平均寿命为 10 至 30 年不等,但医生无法准确告知患者的人工关节究竟能用多少年。为什么呢? 打个比方,换关节就和买车一样,从理论上来说,无论是哪个品牌的车,它们设计的初衷就是耐用。而且车的性能更佳,使用寿命就更长。也就是说,无论买哪种车,理想状态下,都可以用很多年。但是,究竟能用多久不仅取决于车的好坏,还取决于使用条件。如果开着车天天跑沙漠、跑长途,毋庸置疑,肯定会磨损得快;反之,如果只是开着车在公路上跑,而且是偶尔才跑一次,并且有任何问题都去维修店保养,那么肯定能用很多年。

因此,日常生活方式和活动水平是影响关节假体寿命的一个决定性因素。通常在手术前,医生会和患者谈论术后改变生活方式的问题。只有在患者理解并承诺术后改变生活方式的情况下,医生方可告知患者关节假体的大致使用寿命,否则,一切的数据也只是空谈。如果患者很好地遵守了出院医嘱,进行循序渐进的功能锻炼，并且定期复查，那么其关节肯定能用到理想的寿命。

82 人工关节用坏了怎么办？

随着时间的增长，人工关节同样也会发生损坏，损坏原因有多种，对于不同的原因，治疗方式也有所不同。

（1）假体磨损：磨损是非常常见且严重的并发症，以胫骨聚乙烯衬垫磨损为例，当其发生磨损时，假体会出现松动并进一步增加磨损。磨损可以均匀地发生，但早期更倾向于内侧或后内侧偏心磨损。最初的磨损局限在聚乙烯衬垫，然后逐渐发展到金属部分。膝关节假体长期使用造成的磨损不可避免，但早期磨损最常见的原因之一便是过度使用。另外，过于频繁的蹲踞动作和肥胖也会增加磨损。如果发现磨损，应根据磨损的具体情况和假体的使用时间处理。如果磨损局限在聚乙烯衬垫而且使用了很长时间，可以单纯更换聚乙烯衬垫；如果磨损侵及金属假体，就不可避免地需要进行人工膝关节翻修术。当发现早期磨损时，应同时纠正诱因，如果单纯更换聚乙烯衬垫而不纠正诱因，磨损很容易复发。如果磨损是由于非对称不稳定引起的，应进行韧带平衡并使用更厚的聚乙烯衬垫。

（2）无菌性松动：松动是指人工关节假体与骨分离，并且造成假体不稳定。松动可以发生在骨和骨水泥、骨和假体或假体和骨水泥之间。松动不会总造成严重症状，应根据具体的症状和松动的进展情况进行治疗。如果疼痛、不稳及影像学表现同时存在时，则需要进行膝关节翻修术。

(3) 感染：如果是由于感染所致关节置换失败，首先是清除感染，然后尽可能地使关节功能恢复到感染前的状态。治疗方案应基于致病菌的抗生素敏感性、感染持续时间、皮肤及软组织情况、假体的固定情况和骨质缺损情况来确定。但无论在任何治疗方式中，都应使用抗生素，根据药物敏感试验持续使用敏感抗生素 4～6 周以上。治疗的方案选择包括单纯抗生素抑制、引流和清创术、一期翻修、二期翻修、关节融合、关节成形和截肢。如果是结核分枝杆菌感染，还应使用抗结核联合疗法。

83 关节置换术前需要做哪些准备?

关节置换术前准备主要包括术前评估、个人准备、文件签署等。

(1) 术前评估：术前评估包括全身常规检查和关节检查两部分。常规检查是一些基本检查，如入院后会进行抽血、心电图、双下肢 B 超、心脏 B 超、胸部及关节 X 线等一系列检查。如果患者有高血压、糖尿病、心肺疾病、脑部或中枢神经系统疾病需要请专科医师会诊，以便进行更恰当的检查、诊治并判断手术风险。如果患者有骨质疏松，需要进行骨密度测定，必要时需要进行抗骨质疏松治疗。

如果患者既往有背痛、下肢放射痛或肌无力病史，可能会安排脊柱的X线平片、MRI或CT的检查，以明确诊断。如果常规检查怀疑患者患感染性疾病，可能需要行关节穿刺或骨扫描等检查。

(2) 个人准备：如果患者既往有高血压、糖尿病、冠心病等内科疾病，需要服用药物规范内科治疗，或者术前到专科门诊进行手术风险评估。入院后，患者需要将近期服用的所有药物随身携带，待主管医师查看后决定是否继续服用。手术之前需要对手术区域进行备皮，并进行全身皮肤的消毒。此外，还要尽量避免手术区及周围皮肤的破损。如果具有明显的皮肤破损，手术需要至少延迟2周，待皮肤破损愈合后再安排手术。术前功能训练包括踝泵运动和直腿抬高训练，以便于术前预防血栓的发生和适当增强下肢力量。手术前还要熟悉助步器的使用。

(3) 文件签署：由于关节置换术一般是在全身麻醉下进行的，手术之前患者可能还需要签署手术知情同意书、授权委托书等书面文件。一般在手术前1天，由主管医师负责向患者介绍手术的相关知识和风险，并且需要患者本人及家属进行签字，表示其已了解手术相关的风险，且仍决定手术治疗。

84 患者关节术后多长时间可以出院?

每位患者术前的病情严重程度不一，身体情况也不尽相同，如果仅行初次常规的关节置换术，则一般术后 4～5 天可出院；如果是较为复杂的关节矫形术或关节翻修术时，出院时间需要根据病情进行调整，必要时可延长住院天数至 7～14 天。

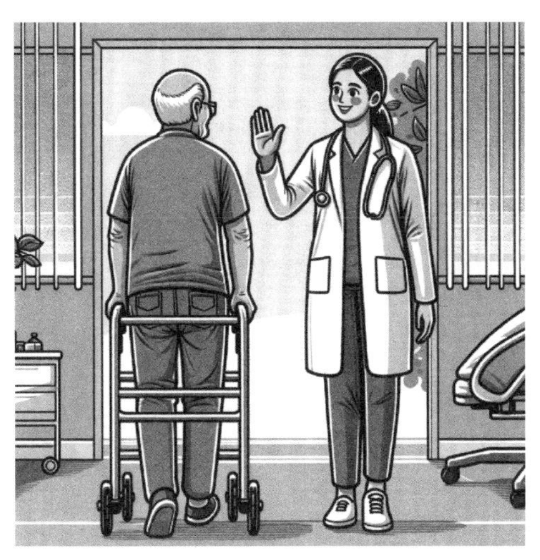

85 肩关节镜技术可以解决肩关节骨关节炎的哪些问题?

肩关节镜技术是一种通过小切口置入摄像头和小型手术工具进行的微创手术方法，它可以在肩关节骨关节炎的治疗中解决以下几个问题。

(1) 关节清理

问题：在肩关节骨关节炎的患者关节内部可能积累了很多炎症性增生组织(滑膜)、游离的软骨或骨刺。

解决方案：肩关节镜技术能够允许医生直视关节内部，清除关节内的游离体和炎症增生滑膜组织。

（2）减轻疼痛

问题：疼痛可能来源于炎症、肩袖撕裂或者其他关节内的问题。

解决方案：通过关节镜手术，能够精确找到疼痛的源头并进行处理，如清理炎症增生组织、修复撕裂的肌腱等。

（3）增强关节稳定性

问题：某些肩关节骨关节炎患者可能出现肩部不稳定或脱位。

解决方案：关节镜技术可以被用于修复损伤的肩袖或者其他导致不稳定的因素。

（4）改善关节活动度

问题：关节活动度可能由于炎症、肿胀或者组织粘连而减少。

解决方案：通过清除关节内的游离体、滑膜和粘连组织改善关节活动度。

（5）减缓骨关节炎进展

问题：在肩关节骨关节炎不进行任何干预的情况下，关节炎可能持续加速进展。

解决方案：关节镜手术可以预先处理和治疗一些可能加速病变进展的因素，如清理游离体，进行肩峰成型手术，避免患有肩峰撞击综合征的患者肩关节过快的磨损，从而在一定成程度上延缓骨关节炎进展并避免更大的手术（如肩关节置换）。

在许多情况下，关节镜技术可以提供一个微创的解决方案，帮助缓解症状并改善关节功能。

86 肘关节骨关节炎什么时候需要手术治疗？

（1）肘关节骨关节炎的手术指征

疼痛：比较持续、严重，尤其是那些对非手术治疗方法反应不佳的患者。

功能受限：关节僵硬或运动范围受限影响了日常活动和生活质量。

结构损伤：影像学检查（如 X 线或 MRI）表明肘关节有明显的结构性损害。

稳定性丧失：肘关节的不稳定可能会导致疼痛和功能丧失。

（2）手术方式

关节镜手术：是一种微创手术方法，适用于早期关节炎或是用于去除关节内的游离体和炎性组织，以改善关节活动范围和减轻疼痛。

截骨矫形术：当关节表面破坏不严重时，可通过截骨或关节成形来改善肘关节对线和减少疼痛。

关节置换术：适用于严重的骨关节炎患者，特别是那些关节损伤严重并伴有明显功能障碍的患者。

在进行肘关节手术前，医生会全面评估患者的疼痛、功能受限情况及期望目标，并根据患者的具体状况来决定最合适的手术类型。

87 肘关节骨关节炎导致迟发性尺神经炎时应如何治疗？

肘关节骨关节炎与迟发性尺神经炎存在相关性。迟发性尺神经炎是由于长期压迫或肘部反复运动引起的尺神经损伤，可能与关节炎引起的骨质增生对尺神经的压迫有关。在处理这一并发症时，医生通常会综合考虑治疗肘关节炎的同时，解除神经压迫。

（1）保守治疗

药物治疗： 使用非甾体抗炎药（NSAID）减轻炎症和疼痛。

物理治疗： 肘部保暖和避免过度使用，适度的物理治疗有助于改善局部血液循环，减少神经受压。

支具或夹板： 在夜间或活动时使用肘部支具，有助于减少尺神经的压迫和牵拉。

活动和姿势调整： 避免长时间肘部弯曲或对肘部的压迫，改善工作和生活中对肘部的不利影响。

（2）注射治疗：皮质类固醇注射可用于迅速减少关节炎症和肿胀，可能会间接减轻对尺神经的压迫。

(3) 手术治疗：当保守治疗无效时，尺神经前置松解术可能是必要的，尤其是当有持续的尺神经受压症状，如手部肌肉无力或萎缩、感觉异常等，将受压的尺神经游离释放出来，同时部分切除造成神经的压迫的骨赘，从而缓解神经症状。

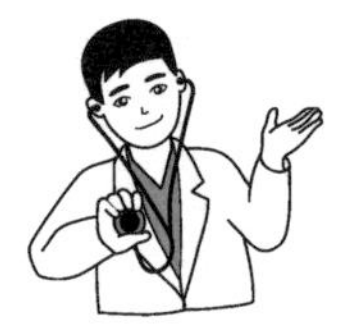

第七篇 骨关节炎的术后康复

88 患者关节置换术后是否需要去康复科继续做康复？恢复期有多长时间？

大多数患者术后可顺利出院回家，出院时，主治医师会向患者交代回家后的注意事项和康复技巧。部分恢复不佳的患者可以去康复科继续恢复。需要注意的是，无论是回家康复还是去康复科，术后2～6周都是术后康复的关键时间段，此时表皮伤口已经完全愈合，而深部的瘢痕组织尚具有较好的延展性，此时进行规范的功能锻炼可以使关节获得最大活动度。术后6～12周时，瘢痕组织已完全形成，恢复难度较之前明显增大，患者必须经历强度较大、时间较长的锻炼才能改善关节活动度。而术后3个月后，瘢痕纤维彻底重建完成，康复效果较差，如果接受长时间、大强度的锻炼后仍没有改善，需再次在麻醉下进行手法松解。总之，术后越早开始活动，恢复效果越好。

89 患者术后为什么还会出现各种关节不适？这些症状会持续多久？

术后人工关节与关节周围软组织有一个相互适应的过程，一般术后会持续 1～2 个月，严重者可能会持续到 3 个月左右。患者经常会出现早晨刚刚下地活动时，感到关节发紧，但活动一会就好了。活动一天后到晚上，关节有点肿胀、发热，如果用手摸，还有点发烫。此时瘢痕组织还处在硬化阶段，一些硬化的瘢痕与金属假体摩擦时可能出现响声。一般来说这些现象是正常的，可以继续加强锻炼，经过一段时间这种感觉及胀痛、发热和响声等现象自然就会消失。不过，在此期间必须配合康复运动及适当冰敷（每次冰敷时间为 10～15 分钟）来减轻疼痛及肿胀等不适。

90 为什么伤口周围会出现麻木感或者过电样感觉？

伤口周围出现麻木和过电感是关节置换术后很常见的并发症，很难避免。以往解剖学研究表明，手术时把皮肤的表浅神经（皮神经）切断了，由于这些皮肤神经的行走方向是由内向外，因此，皮肤的麻木和触觉减弱也都在手术切口的外侧。而过电感是由于支配手术切口外侧皮肤的神经皮支再生所致，皮神经会像爬山虎一样逐渐再生，神经在再生过程中会产生过电样的疼痛感觉。上述症状不影响患者的日常起居和康复训练的进行，往往会在半年后自行消失。

91 术后如何降低假体周围感染的发生率?

关节感染是关节置换术后的一种灾难性并发症，根据时间将感染分成4种：早期术后感染(术后4～8周内)；中期感染(术后3～24个月)；晚期感染(术后2年后)；静默感染(无症状，仅在翻修时培养阳性)。以下几条措施可以有效降低感染风险。

(1) 口腔护理：所有口腔科的操作(包括口腔清洁)必须在手术前完成，如果患者在术后出现任何口腔问题，应该及时就诊并向医生说明自己曾行关节置换术，必要时打电话给自己的外科医生。

(2) 清洁双手：手部卫生是非常重要的，需做到勤洗手，讲卫生。鼓励来访的家人和朋友使用洗手液或含有酒精的免洗消毒液，以减少可能导致感染的细菌传播。

养宠物的主人还需要特别注意，不要让宠物以任何方式触摸或舔自己的切口。避免和宠物睡觉，不要让它们接触自己的床上用品。触摸宠物后，在触摸伤口或绷带前，务必洗手。

(3) 疾病：如果患者有发烧、感冒、喉咙痛、流行性感冒或其他疾病，应及时就诊。

(4) 控制血糖：如果患者有糖尿病需要控制血糖。因为糖化血红蛋白高于80，术后发生感染的风险会明显增加。对于术前和术后血糖高的患者，以及长期血糖控制不佳的糖尿病患者，伤口并发症的风险要高出 3 倍以上。

(5) 戒烟：手术前 6 周内不吸烟可降低膝盖感染和伤口愈合不良的风险。吸烟者术后感染和伤口愈合延迟的风险更高。

92 术后伤口是什么样子的？什么时候可以洗澡？

如无特殊情况，伤口都是采取皮内连续缝合，无须二次拆线，愈合后的瘢痕仅仅是一条细细的白线。如果没有渗出，在防水敷料贴的保护下，术后 7 天即可淋浴，洗澡后用 70％的医用酒精或碘伏将伤口及周围皮肤擦拭即可。如果弄湿伤口，则应及时消毒伤口并更换敷料贴。有的医院会使用订皮机闭合切口，患者一般需在术后 2 周时去医院拆除皮钉。

93 患者术后多久可以恢复正常生活，完成一些日常工作？

这取决于患者原来的职业。如患者原来主要是坐着上班，那么大概 1 个月就可以恢复上班。如果工作对体力要求较高，则患者需要 3 个月才能完全恢复工作。患者的恢复时间差别也较大，更长或者更短都有可能。在此期间只要患者可以承受，便可以恢复大部分的活动，包括行走、上下楼、游泳和骑自行车等，这些都有助于活动关节并锻炼肌肉力量。

置换术后需要服用哪些药，服用多久？

(1) 镇痛药物：需要服用4周左右，每天饭后服用，不管疼与不疼均需按规定的间隔时间服药，其特点是能够保证疼痛的持续缓解。常用药物有西乐葆(塞来昔布)和安康信(依托考昔)等。

(2) 抗凝药物：抗凝药物有多种，包括片剂和针剂，这些药物均有助于防止下肢静脉血栓的形成。目前一般推荐患者口服新型的抗凝药，无论进食与否，仅需每日定时服药即可，安全性也较高，如利伐沙班。2016年中华医学会发布的《围手术期抗凝治疗的治疗指南》介绍，一般膝关节置换术后在没有血栓的情况下，应服用抗凝药10～14天；如果存在血栓，则应根据医嘱按时服药，并定期观察全身出血情况。服用此类药物时应观察是否有出血并发症的征象，如牙龈出血、眼底出血等，如出现以上现象，应及时去医院就诊或联系医生。

(3) 消肿药物：术后的下肢肿胀也是常见现象，一般早晨轻，下午活动后加重。这种现象一般会持续1～2个月，且活动量越大，下肢肿胀越严重，严重响康复锻炼。因此这段时间内应该多进行肌肉力量锻炼。常用药物有迈之灵、消脱止等。

(4) 抗骨质疏松药物：目前，我国在关节置换术后抗骨质疏松的治疗率仍较低，术后给予及时的抗骨质疏松治疗不仅能够防止假体周围的骨丢失、增加假体稳定性及使用寿命，还有利于早期功能锻炼，使全身机能得到恢复和良好的手术效果，而且也能有效防止二次骨折的发生。

95 术后多久需要复查？频率如何？

术后按时复查，不仅能让手术医生及时指导术后康复，也能及时发现问题合理处理，以获得更好的康复效果。常规情况，术后 2 周时应进行第一次常规复查，每次复查后主治医师会根据患者的恢复情况决定下一次复查的时间。

96 置换术后可以做 MRI 吗？

通常，如果人工关节是由非铁磁材料制成的“非磁化”植入物（即没有电子或磁性激活的组件），则可以进行 MRI 检查。而目前多数髋膝关节假体均对核磁共振检查无明显限制，当然，具体应在术前询问主管医生或生产厂家确定，以免术后带来不便。

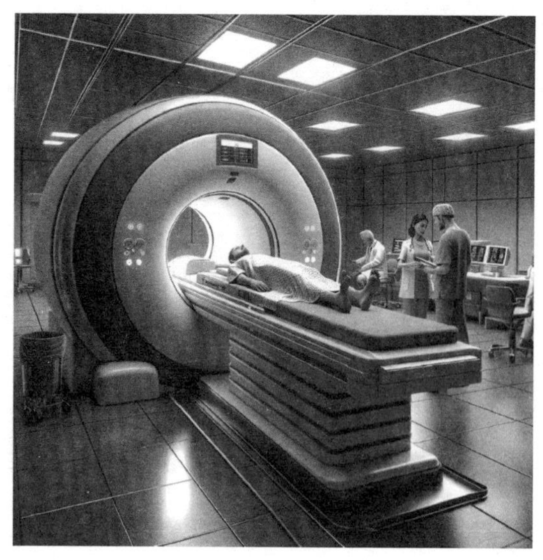

MRI 检查

97 腿上的瘀斑会在术后多久消失?

伤口瘀斑一般是由于伤口局部淤血和小的血管损伤而慢性少量渗出引起的,有时也和抗凝药物的使用有关,在关节置换术后 1～2 周内,从深部组织逐渐渗出,在皮肤上形成不同大小的深紫色斑块。一般肢体低垂部位多见。手术大小不同,瘀斑面积也不尽相同。这个属于术后的正常现象,不必过度紧张。瘀斑会随着时间流逝逐渐消退,一般 1 个月后基本消失。也可应用热敷、理疗等方法加速瘀斑的吸收。

98 为什么有些患者关节置换术后活动过程中膝关节内会听到“咔哒声”？

这种声音一般是由于新安装的假体周围软组织仍然松弛，肌肉无力，缺乏足够的力量维持平衡。假体在术后的活动过程中，特别是骨与股骨踝假体间有碰撞时，就会发出“咔哒声”。

99 患者关节置换术后出现什么现象时，必须立即到医院就诊？

（1）术后感染是人工关节置换术后最严重的并发症，也是灾难性的，严重时甚至需要取出假体，容易导致人工关节置换术的彻底失败。感染的症状一般为患膝关节局部明显发热、发红或者有较多的积液。当患者发现术侧膝局部突发红肿应立即联系主治医生或在当地医院就诊，以免延误病情或者进行错误的治疗。

（2）出现严重的疼痛，并已严重影响到日常生活，且如果无论活动与否，疼痛持续存在，尤其是出现夜间痛，则应及时联系医生。

（3）不慎跌倒或挫伤而累及髋关节时。

（4）假体脱位。

（5）下肢或足部肿痛，通过抬高下肢和使用弹力袜无法解决，同时出现牙龈出血或尿便中见血。

100 持续被动活动仪应该如何使用?

持续被动活动仪(CPM)是以持续被动关节运动理论为基础,通过模拟人体自然运动,进行下肢关节功能恢复训练的一种仪器。在临床治疗中,为了达到患者的术后早期关节活动与康复的目的,除了自身锻炼与药物治疗外,还须应用各种物理的方法进行辅助治疗。被动运动指的是患者肌肉在不主动收缩、完全放松的情况下,借助器械的力量,做单个关节或多关节的活动,以达到缓解痉挛、防止肌肉萎缩、改善或保持关节的活动度、防止粘连的目的。CPM可以促进术后患者患肢的静脉回流,减轻肿胀,防止下肢深静脉血栓形成,提高肌力和关节活动度,减轻周围组织

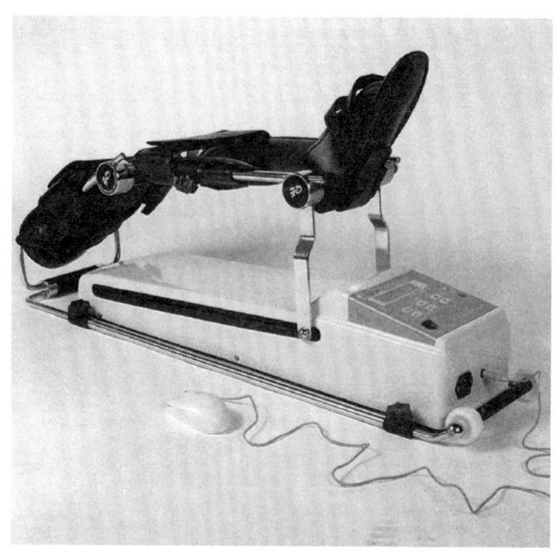

持续被动活动仪

粘连，增加关节周围肌肉群的力量，改善关节功能状态。同时，CPM能减轻术后疼痛，减少止痛剂的使用。在术后使用CPM的过程中，增加角度要循序渐进，速度由慢到快，以患者能够接受为宜，从而减少患者的不舒适感。

101 弹力袜是否应该穿？ 应穿多久？

弹力袜是一双自脚踝到大腿逐级加压的袜子。它会紧绷双腿，通过压迫下肢表面的静脉，加快血流速度，从而达到降低下肢静脉血栓和减轻下肢肿胀的目的。目前大多数指南均推荐患者在关节置换术后使用弹力袜来预防血栓。因此，弹力袜的使用在关节置换的围术期中尤为重要，一般患者手术完成后即可使用弹力袜，每天下床活动时使用。出院回家后，多数患者开始活动时均会存在踝关节及足部不同程度的肿胀，可在白天穿上弹力袜，晚上睡觉时脱下直到足踝肿胀消退到同术前一样。术后几个月内，坐车或乘飞机旅行时，也应穿上弹力袜。

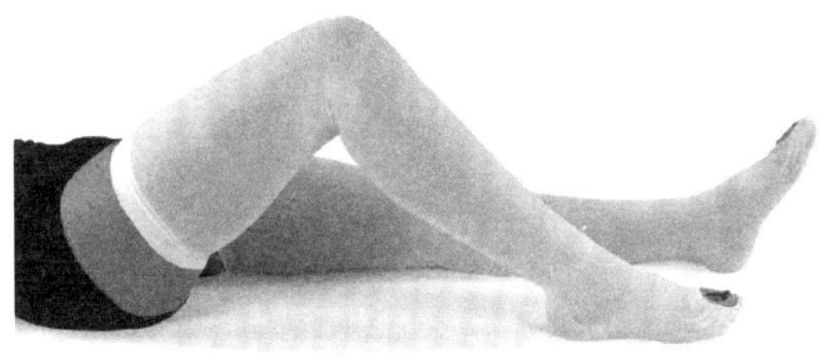

弹力袜

102 患者恢复期可以吸烟吗？

吸烟可减少到达骨组织中的氧，使骨组织中的氧气总量降低，而这可能是尼古丁的化学干扰所致。一方面尼古丁可造成呼吸道炎症，妨碍机体与环境的气体交换，使血液中的氧饱和度不足；另一方面可使微小血管痉挛，阻止其与组织细胞间氧的交换，而氧的缺乏可使骨骼组织不能产生足够的骨胶原，但骨胶原是形成新骨不可缺少的主要成分之一，因此术后最好禁烟。

103 患者术后上下楼梯时需要注意什么？

大多数人在平地上行走，需要膝关节屈曲呈70°，上楼梯需要屈膝呈90°，下楼梯需要屈膝呈100°，术后只要患者觉得能力所及即可开始上下楼活动，可有效地锻炼大腿肌肉和关节的活动度。上楼时，建议先迈非手术腿；下楼时，先迈手术腿。

104 在伤口未愈合的情况下，患者能坐飞机吗？

在伤口未拆线或未完全愈合的情况下，很多患者担心乘坐飞机时伤口会在高空裂开，其实这个担心是多余的。在高空时伤口破裂的情况一般只出现在战斗机的飞行员身上，因为战斗机的过载有时会很高，这时如果飞行员身上有伤疤，可能会因为血压过高而导致伤口破裂。但是民航飞机的机舱内有大气增压，过载很小，机舱内压力基本保持恒定，所以正常人都能承受。但因为各个航空公司的要求不同，患者应提前询问航空公司，以免耽误行程。

105 患者关节置换术后会激发机场的金属报警设备吗？需要医生提供什么证明文件？

患者术后在机场过安检门的时候，可能会激发金属报警设备，但无须担心会耽误旅程。患者只需要向安检人员说明自己接受了关节置换术，体内的金属假体会激发报警设备，并向安检人员展示自己的手术部位。同时医生也会为患者提供诊断证明，方便安检人员进行检查。

106 患者术后什么时候可以开车？

如果患者的右下肢做了关节置换手术，那么至少 1 个月内不能开车；手术 1 个月后可以在觉得关节舒适的前提下开车。如果是左侧做了手术，可在关节舒适的前提下开自动挡的车。

不要在服用阿片类药物期间开车。当患者不再服用止痛药，并感觉安全的时候，才可以开车。

因为出院后口服的一些止疼药会对身体有不同程度的影响，如全身乏力、疲劳、感冒样症状、眩晕及听力失常等，这些均会影响对汽车的控制和驾驶。

107 髋关节置换术后的康复过程是怎样的？

（1）初步康复

① 醒来后，您可能会发现在刚动过手术的腿上有一个引流管。

② 初始阶段的恢复通常在医院进行。

③ 康复锻炼和行走练习通常在手术后立即开始，以快速帮助恢复关节的灵活性并增强关节周围的肌肉。

（2）中期恢复

① 你将被引导如何正确地移动并保护新关节（3 个月内通常不建议下蹲）。

② 通常需要辅助设备，如拐杖或步行器，协助行走 1 个月。

（3）远期恢复

① 随着时间的推移，你将逐渐恢复正常的活动和行走，但需要注意避免故意负重深蹲以免造成脱位。

② 务必定期于主刀医生及其团队的门诊摄片复查，具体时间点包括术后 1 月、3 月、6 月、1 年、2 年、3 年。

108 髋关节置换术后会有长短腿吗?

髋关节置换使用的假体就像衣服一样，有不同的尺寸，术中医生会测试每一型号的假体。在透视下观察装入假体后对肢体长度的影响，并与对侧肢体进行对比，当假体的尺寸刚好与对侧等长时，则选用等长的假体，以追求术后肢体的完全等长。然而假体不是为每位患者个性化定制的，当假体型号长一号时会长几毫米，短一号时会短几毫米，医生就无法实现肢体的完全等长，这时则会选择长一号的假体，因为这样的假体虽然长了几毫米，但是会增加假体的稳定性，假体不容易脱位，并且术后能做更多的动作。在这种情况下，患者会感受到术侧肢体变长了，不过不用担心，通过一段时间的行走锻炼，通常可以适应这几毫米的长短差别，感受上仍然是等长的。

109 我的人工髋关节脱位了怎么办?

人工髋关节脱位是髋关节置换术后的一个并发症。它通常是由于外伤、关节不稳定或韧带松弛等原因造成的。一旦发生人工髋关节脱位，患者会感到剧烈的疼痛，腿部不能正常活动。对于这种情况，及时、正确的处理尤为重要。

(1) 立即就医：当你认为自己的人工髋关节可能脱位时，首先应该做的是保持冷静。尽量避免进一步移动受伤的腿，尤其是旋转或剧烈的活动，以免造成更大的伤害。同时，尽快联系医生并前往医院。

实例：张先生在家中意外滑倒，他感到髋部有非常明显的不适，并发现自己不能正常行走。因为他在3年前做过人工髋关节置换术，他立刻意识到自己可能脱位了。他保持冷静，打电话给他的骨科医生并被紧急送到了医院。

（2）诊断与初始处理：到达医院后，医生通常会使用X线片来确认是否脱位。在确诊后，医生可能首先采用闭合复位，这通常在局部麻醉或全身麻醉下完成。

实例：李女士在做瑜伽时，过度旋转了髋关节，造成人工关节脱位。她到医院后，医生在全身麻醉下进行了手法牵引闭合复位，成功地将她的髋关节重新放回原位。

（3）避免再次脱位：首次脱位后，患者的再脱位风险增加。为了避免再次脱位，可能需要采取一系列措施，如下肢皮牵引、做物理治疗，甚至进行翻修手术。

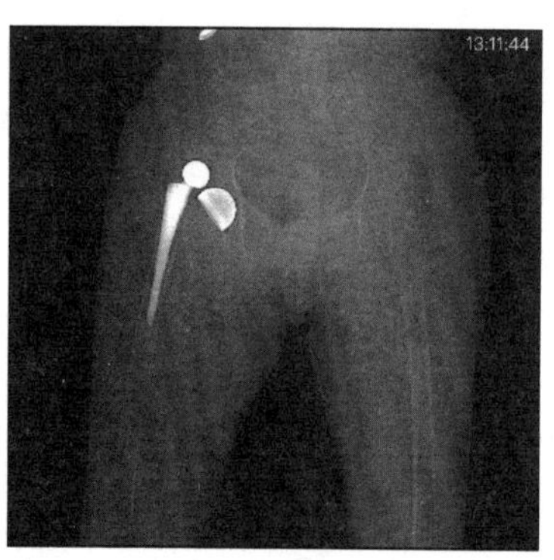

髋关节假体脱位

（4）重要的生活方式建议：患者应该避免突然的、剧烈的髋关节动作，如旋转、弯曲或过度屈曲。此外，他们还应该避免坐在低矮的椅子或软沙发上，这些都可能增加脱位的风险。

总之，人工髋关节脱位是一

个严重的并发症，需要及时医疗干预。如果你认为自己可能脱位，应该立即寻求医疗帮助，遵循医生的建议，并采取适当的预防措施，以避免再次发生脱位。

110 做完膝关节置换术之后，患者的运动能力可以达到什么水平？

一般情况下，对于单髁置换来说，由于手术仅置换膝关节的一部分，其他正常的部分予以保留，手术不涉及周围的韧带等软组织结构，因此可以基本保留手术前的运动能力。此外，由于手术的特殊类型、假体的设计，使得单髁置换术具有伤口更小、术后康复时间更短、关节活动范围更大等优点。通常患者术后第 1 天可以把腿抬起来，恢复好的患者基本可以下地走路。术后循序渐进锻炼，半个月到 1 个月左右可以恢复到以前的运动水平。

全膝关节需要置换整个关节表面，往往需要将前后交叉韧带去除，因此会带来较大的创伤。此外，由于全膝关节置换的患者通常手术前的关节状态已经较差，因此手术后需要一个较长的康复过程。通常手术后第 1 天可以将腿抬离床面，并在床边站立，术后第 2 天基本可以借助助行器下床行走。手术后 4～5 天，基本可以扶着助步器快速行走。术后完全康复要 2～3 个月。术后正常走路不会受影响，但是有些活动会造成较快的假体磨损而不建议过于频繁，如跑步、下蹲、跳跃、干重活、爬山等。

111 如何有效地进行膝关节置换术后的康复锻炼?

(1) 术后即刻阶段(术后 1～3 天)

疼痛管理:医生会为您提供适当的疼痛管理方案,包括药物和冰敷等,以确保您可以进行锻炼。

消肿:通过冰敷和垫高下肢来减少肿胀。

初期活动:尝试床上的被动和主动膝关节伸屈运动,以促进血液循环和关节活动度。

(2) 术后早期阶段(术后第 1 周)

行走训练:开始在助行器或拐杖的帮助下行走,初始时可能只能步行很短的距离。

简单的关节活动:如屈膝和伸膝练习,这些可以在病床上进行。

肌肉激活练习:如尝试收缩四头肌,做直腿抬高锻炼以保持肌肉力量。

(3) 术后中期阶段(术后第 2～6 周)

增加活动范围:继续进行屈伸膝的锻炼,目标是逐渐增加关节的活动范围,使膝关节可以完全伸直,屈膝可超过 90°～100°。

肌肉强化:进行小强度的力量训练。

平衡和协调训练:通过瑜伽垫或平衡球来提升膝关节周围的稳定性。

(4) 术后后期阶段(术后第 6 周以后)

步态训练:有意识的改善行走的姿势和步态。

功能性训练：增加上下楼梯、站立和坐下等活动，恢复日常生活。

持续的力量和耐力建设：随着时间的推移和身体恢复情况，逐渐增加肌肉锻炼的强度和持续时间。

112 膝关节置换患者术后感觉腿“变长”了，怎么办？

膝关节置换手术的截骨原则是“等量截骨”，即截多少补多少，大部分患者的肢体长度是不会改变的；但是，在有些情况下腿是会“变长”的。这种情况通常发生于术前下肢存在严重内外翻畸形的患者，术中畸形被纠正，恢复到原来的肢体长度，患者会感觉做手术的腿“变长”了。最开始的时候，不等长的感觉会让人不适，但通过骨盆的代偿能力，大部分人会习惯这个小变化，不需要任何处理。

113 膝关节置换患者术后能跪下做家务和使用蹲便吗？

可以，跪下不会伤到膝盖。但是，下跪这个动作需要膝关节屈曲超过 90°，一般能够达到 120°甚至更多，如果患者术后不坚持锻炼和练习，可能在术后早期很难完成该动作，强行屈曲可能会伤到膝盖。因此，患者刚开始可以试着跪在泡沫垫上进行康复锻炼和练习。

114 患者膝关节置换术后在弯曲膝盖时出现拉伸感，伤口会裂开吗?

不会的。膝关节置换术中，医生对伤口进行了3层缝合，对于有些过于肥胖的患者，甚至进行了4层缝合，并在缝合完成后反复屈曲活动关节，确保当伸直和弯曲患者膝盖时伤口是安全的，才会让其下手术台。不过患者在活动过程中可能会有少量出血，这属于正常现象，及时联系医生对症处理即可，无须过分担心。

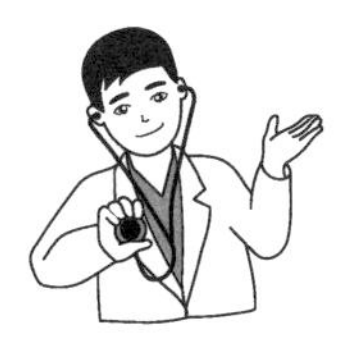

第八篇 骨关节炎的研究新进展

115 近年来在骨关节炎研究领域有哪些新发现?

在骨关节炎研究领域,近年来已经取得了一些新发现。首先,研究者们已经开始更加深入地理解骨关节炎的分子和基因机制。例如,某些基因变异被确定与骨关节炎的发展有关,而且一些与骨关节炎症反应相关的生物标志物也被揭示。

(1) 在发病机制研究方面:科学家们已经认识到骨关节炎不仅仅是一个涉及关节软骨退化的疾病,它还涉及整个关节结构的病理生理改变,包括关节囊、韧带、肌腱等。因此,现在更加注重探讨关节多种组织的整体性研究和治疗方法。

(2) 在治疗方面:已经有一些新兴的策略,如采用干细胞和生物材料进行关节软骨的修复与再生,也有研究者在尝试通过药物或其他方法来延缓或逆转软骨的退化。

(3) 在疼痛管理方面:研究者也在深入探讨骨关节炎患者疼痛的生物学机制,并尝试发现能够更精准控制和减轻骨关节炎疼痛的方法,如通过阻断特定的炎症途径或调控神经传导来降低疼痛感知。

值得注意的是，骨关节炎研究领域仍然面临诸多挑战，如关于骨关节炎的确切病因依然存在诸多未解之谜，目前的治疗手段多侧重于缓解症状而非阻止疾病进程。因此，这依然是一个富有挑战性的研究领域。

116 新的治疗策略，如基因疗法或免疫疗法，在骨关节炎治疗中的角色和潜力是什么？

基因疗法和免疫疗法近年来在多个医学领域，包括骨关节炎治疗方面，都展现出了巨大的潜力。以下是这些治疗方法在骨关节炎方面的可能应用和潜在价值。

(1) 基因疗法在骨关节炎的治疗中主要集中于两方面，首先是通过直接目标特定基因，以延缓或逆转关节软骨的退化；其次是通过调控涉及炎症和疼痛途径的基因，来减轻患者的症状。例如，研究者们可能会使用特定的基因编辑技术，如 CRISPR，来定向修复或替换导致关节退化的损伤基因。此外，基因疗法也可以用来增强软骨细胞的再生能力，或减轻与骨关节炎相关的炎症和疼痛。

(2) 免疫疗法主要关注于调控机体的免疫反应，目的是减轻关节炎的炎症和进一步的软骨退化。因为骨关节炎的发展与慢性炎症有着密切的关系，所以借助免疫疗法来调控或中和特定的炎症反应(如通过抑制某些炎症因子如 TNF - α 或 IL - 1β)已经成为一个研究热点。在某些情况下，患者可能会受益于免疫疗法，因为这种方法能够减轻关节的炎症，减少疼痛，并有可能在某种程度上延缓病变的进程。

目前这些治疗方法还处于研究和发展阶段，在进入临床应用之前还需进一步的实验和验证。

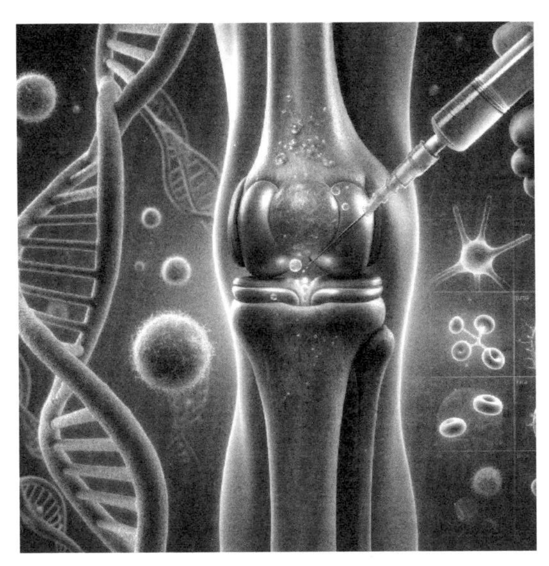

骨关节炎治疗新技术

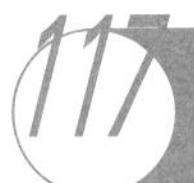

117 新的手术技术和材料是否为骨关节炎患者提供了更多的治疗选择？

新的手术技术和材料确实为骨关节炎患者提供了更多的治疗选择，并且在很多方面都带来了实质性的改进。以下是一些关键的方面和实例。

（1）微创技术

直接前路微创置换：相比传统方法，这一技术减小了切口的大小，缩短了恢复时间，并减少了感染风险。

关节镜手术：用于检查和治疗关节问题的同时大大减少了手术对周围组织的损伤。

(2) 3D打印技术

定制化假体：3D打印能够创建与患者的解剖结构完全匹配的定制假体，提高手术的精确性和假体的适配性。

生物打印：3D生物打印用于创建生物活性材料和结构，可能对关节修复或替换的方法产生革命性的改变。

(3) 机器人和AI在手术中的应用

机器人辅助手术：通过提高精度来优化手术效果和提高安全性。

AI辅助决策：人工智能可用于支持医生做出更准确的诊断和治疗决策。

(4) 生物材料的创新

生物兼容材料：新的生物材料减少了感染和排斥的风险，延长了假体的使用寿命。

生物活性材料：研究中的一些生物活性材料甚至可以刺激骨、软骨、血管的再生和修复。

(5) 干细胞和再生医学：尝试使用干细胞治疗来修复和再生损坏的关节组织。

(6) 引导组织再生

组织工程：组织工程技术旨在创建可用于替代损伤组织的生物材料。

药物靶向递送系统：新的递送系统可以更有效地将药物输送到目标组织，从而更精确地引导组织再生。

(7) 大数据分析及专病数据库的建立

个性化治疗：通过大量的患者数据，医生能够进行更加精准的个性化治疗。

预测模型：新的预测模型可以帮助医生更精确地预测手术效果和患者的恢复路径。

118 未来的骨关节炎研究方向和重点会是什么？

虽然在骨关节炎的研究方面已经取得了一定的进展，但仍然存在很多未知的领域和悬而未决的问题。未来的研究方向和重点可能包括以下内容。

(1) 理解疾病机制

① 更深入地探讨骨关节炎的基础生物学和病理生理学，包括关节炎病程的不同阶段中细胞和分子的角色。

② 进一步探索不同类型的骨关节炎(如手部、膝部和髋部关节炎)之间的相似之处和差异。

(2) 创新治疗方法

① 开发针对骨关节炎关键生物标志物和通路的靶向治疗。

② 探索和优化新的治疗方法，如干细胞疗法、基因疗法、生物制剂、免疫疗法等。

（3）个体化的治疗和管理

① 确定哪些患者更可能受益于特定的治疗方法或干预措施。

② 开发并验证能够准确预测骨关节炎进展和治疗反应的生物标志物和模型。

（4）骨关节炎的预防

① 确定并验证能够预防或延缓骨关节炎进展的生活方式干预和治疗策略。

② 探讨在社区和全球层面上预防骨关节炎的策略和程序。

（5）提高诊断准确性

① 发展更加敏感和特异性的骨关节炎早期诊断方法。

② 利用人工智能和大数据分析来识别关节炎的早期信号和模式。

（6）提高患者生活质量

① 确定如何最有效地管理和减轻骨关节炎患者的疼痛和不适。

② 研究和优化用于提高骨关节炎患者功能和生活质量的康复方法和辅助设备。

（7）多学科和多中心的研究

① 通过多学科的方法来全面探讨骨关节炎的各个方面，包括其生物学、心理学和社会经济学的方面。

② 开展更多的多中心研究，以收集更多的数据并考虑不同种族和地理位置的多样性。

在面对这些挑战时，研究者、临床医生和患者的合作将是至关重要的。而科技的进步，如基因组学、生物信息学和人工智能等技术，也将在推动骨关节炎研究方面发挥越来越重要的作用。

119 在骨关节炎的诊断方法方面，科学界有哪些创新和改进？

在骨关节炎的诊断方法方面，科学和医学界一直在寻找更精准、更早期的检测和评估方法。

（1）生物标志物的研究：近年来的研究更加关注寻找能够早期检测骨关节炎并跟踪其进展的生物标志物。生物标志物通常是一种在血液、尿液或其他体液中可检测到的物质，其浓度变化与疾病的存在或进展相关联。例如，研究者正在探索不同种类的关节软骨退化或炎症的指标，以便更早地发现并跟踪骨关节炎的进展。

（2）人工智能和机器学习的应用：人工智能和机器学习技术的应用正在改变我们对医学数据的处理和分析方法。通过使用算法来分析患者的医学影像或实验室检查数据，科学家和医生可以更准确地预测和诊断骨关节炎。例如，机器学习模型能够分析MRI影像，检测到早期的关节软骨退化，这在传统的影像学分析中可能难以观察到。

（3）精准医疗的发展：精准医疗注重根据每个人的遗传、环境和生活方式信息来定制治疗方法。在骨关节炎的诊断方面，科学家正在探索能否通过分析个体的基因信息来评估其患病风险，从而提前采取预防措施或早期干预。

（4）多学科综合诊疗：考虑到骨关节炎的多因素特性，集成不同领域（如生物学、生物力学、药理学和康复医学）的研究越来越受到重视，旨在提供一个更全面地理解和诊断骨关节炎的途径。

总之，通过探索和应用这些创新技术，科学家和医生希望能更精准地诊断和预测骨关节炎的进展，从而提供更加个体化和高效的治疗方案。尽管目前在临床实践中这些方法的应用还不普遍，它们确实展现了未来骨关节炎管理的潜在方向。

120 干细胞疗法能治疗关节炎吗？

间充质干细胞（mesenchymal stem cell，MSC）来源于发育早期的中胚层和外胚层低度分化细胞，具有自我增殖及多向分化的功能。因骨髓来源的 MSC 更易获得，故临床上常抽取骨髓进行 MSC 的分离、提取。

将采集到的骨髓经过处理（如离心），去除其中的血浆、红细胞及血小板后，骨髓中大部分的 MSC 即存在于剩余的有核细胞中，虽然其含有的 MSC 数量较低，但其中的其他细胞成分可通过自分泌或旁分泌作用相互影响，有利于 MSC 的增殖及分化。MSC 作为一种富含干细胞的注射剂，可经关节腔注射使用，适用于局灶、级别低、早期骨关节炎患者。亦可将其接种于组织工程支架上，手术暴露关节软骨缺损病灶后植入。MSC 存在归巢现象，由病损部位表达的趋化因子和干细胞表达的相应配体介导，自主迁移、聚集至损伤、炎症区域。将其注射入关节腔内，将会归巢至软骨损伤区域，在此区域特定的微环境下，自身分泌生长因子及细胞因子（如骨形成蛋白）诱导分化为软骨细胞，并分泌细胞外基质构成透明软骨，达到修复效果。关节腔注射 MSC 对膝关节软骨疾病或许有很好的治疗效果，但目前尚处于研究阶段或临床试验阶段。